Anaesthesiology and Resuscitation
Anaesthesiologie und Wiederbelebung
Anesthésiologie et Réanimation

51

Editors
Prof. Dr. R. Frey, Mainz · Dr. F. Kern, St. Gallen
Prof. Dr. O. Mayrhofer, Wien

Managing Editor: Priv.-Doz. Dr. M. Halmágyi, Mainz

L. Stöcker

Prämedikationseffekte auf Bronchialwiderstand und Atmung

Pethidin, Promethazin, Diazepam,
Dehydrobenzperidol, Fentanyl, Thalamonal

Atemmechanische und Blutgasanalytische Untersuchungen

Mit 14 Abbildungen

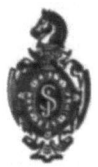

Springer-Verlag Berlin Heidelberg New York 1971

Priv.-Doz. Dr. L. STÖCKER

Chirurgische Klinik des Klinikum Essen
der Ruhr-Universität Bochum
(Direktor: Prof. Dr. K. KREMER)

ISBN-13: 978-3-540-05298-2   e-ISBN-13: 978-3-642-46258-0
DOI: 10.1007/978-3-642-46258-0

Das Werk ist urheberrechtlich geschützt. Die dadurch begründeten Rechte, insbesondere die der Übersetzung, des Nachdruckes, der Entnahme von Abbildungen, der Funksendung, der Wiedergabe auf photomechanischem oder ähnlichem Wege und der Speicherung in Datenverarbeitungsanlagen bleiben, auch bei nur auszugsweiser Verwertung, vorbehalten. Bei Vervielfältigungen für gewerbliche Zwecke ist gemäß § 54 UrhG eine Vergütung an den Verlag zu zahlen, deren Höhe mit dem Verlag zu vereinbaren ist. © by Springer-Verlag Berlin Heidelberg 1971. Library of Congress Catalog Card Number 77-143805. Printed in Germany.

Die Wiedergabe von Gebrauchsnamen, Handelsnamen, Warenbezeichnungen usw. in diesem Werk berechtigt auch ohne besondere Kennzeichnung nicht zu der Annahme, daß solche Namen im Sinne der Warenzeichen- und Markenschutz-Gesetzgebung als frei zu betrachten wären und daher von jedermann benutzt werden dürften.

Vorwort

Im Verlauf des letzten Jahrzehntes sind zahlreiche neue, synthetische Pharmaka mit sedierender, neuroleptischer und analgetischer Wirkung klinisch erpobt und angewendet worden. Auf anaesthesiologischem Gebiet wurden neue Formen der medikamentösen Narkose- und Operationsvorbereitung sowie differenziert angreifende Anaesthesie-Techniken entwickelt.

Die in dieser Schrift vorgelegten Befunde spirometrischer, blutgasanalytischer und ganzkörperplethysmographischer Untersuchungen sollen die Auswirkungen gebräuchlicher Prämedikationsmittel (Promethazin = Atosil, Diazepam = Valium, Meperidin = Dolantin, Droperidol = Dehydrobenzperidol, Fentanyl und Thalamonal) in üblicher Dosierung auf die Atmung des Menschen darlegen.

Weil bronchokonstriktorische Nebenwirkungen intra- wie postoperativ ernste Komplikationen nach sich ziehen können, standen das Verhalten des Strömungswiderstandes in den Atemwegen und Veränderungen des intrathorakalen Gasvolumens im Vordergrund unseres Interesses.

Für die tatkräftige Förderung, die Bereitstellung eines modernen Lungenfunktionsmeßplatzes und der Laboreinrichtungen sowie die Möglichkeit, das Patientengut der Chirurgischen Klinik zu dieser präoperativen Funktionsuntersuchung heranziehen zu können, möchte ich dem früheren Direktor der Chirurgischen Klinik, Herrn Prof. K. Kremer, aufrichtig danken.

Prof. W. T. Ulmer, Direktor des Silikose-Forschungsinstitutes Bochum, hat uns wertvolle Hinweise bezüglich der Einrichtung und der Organisation eines bodyplethysmographischen Meßplatzes für Lungenfunktionsuntersuchungen gegeben. Ich danke ihm besonders dafür, daß er mir zur Durchführung spezieller atemphysiologischer Tierversuche die technischen Möglichkeiten seines Institutes zur Verfügung stellte.

Meinem langjährigen Mitarbeiter, Herrn Dr. med. A. Leuschner, danke ich für die Unterstützung in der klinischen Durchführung und Bearbeitung der Untersuchungen, die die gleichzeitige Anwesenheit von zwei Ärzten erforderten.

Für die Bearbeitung der anfallenden Blutgasanalysen bin ich den medizinisch-technischen Assistenten der Chirurgischen Klinik, Fräulein R. BISCHOFF und Herrn S. BEFORTH zu großem Dank verpflichtet.

Last not least möchte ich meine Anerkennung den Mitarbeitern der Anaesthesie-Abteilung des Klinikum Essen aussprechen, die durch ihren persönlichen Einsatz dazu beitrugen, mir die für die Durchführung dieser Untersuchungen erforderliche Zeit verfügbar zu machen.

Essen, Dezember 1970 L. STÖCKER

Inhaltsverzeichnis

A. Einleitung 1
   1. Vagolyse 1
   2. Sedierung 1
      a) Barbiturate 2
      b) Phenothiazine 2
      c) Dehydrobenzperidol 2
      d) Diazepam (Valium) 3
   3. Analgetika 3
      a) Meperidin 4
      b) Fentanyl 4
      c) Prämedikation und Atmung 5
B. Methodik 5
C. Ergebnisse 7
   1. Der Strömungswiderstand in den Atemwegen 7
   2. Pneumotachogramm 13
   3. Intrathorakales Gasvolumen (IGV) 16
   4. Atemminutenvolumen (AMV) und Atemfrequenz 17
   5. Die arteriellen Blutgase 20
D. Diskussion 22
E. Zusammenfassung 33
F. Schlußbemerkung 35
G. Summary 35
Literatur 37

A. Einleitung

Eine sinnvolle medikamentöse Vorbereitung auf Narkose und Operation erstrebt:

1. Altersadäquate Sedierung mit Aufheben von Angst und Erregung,
2. Drosselung der bronchotrachealen Schleimsekretion als Reizbeantwortung auf irritierende Inhalationsanaesthetika,
3. Dämpfung des vegetativen Reflexgeschehens,
4. Vorbeugung postoperativer Erregungszustände, insbesondere bei traumatischem Schmerz,
5. Verhinderung postoperativer Übelkeit mit Erbrechen [86, 111, 167].

Darüber hinaus wird in manchen Fällen eine Dämpfung des Grundumsatzes und eine Antihistaminwirkung gefordert. Die Prämedikation soll vegetativ dämpfend, parasympathikolytisch, anxiolytisch und sedierend, sowie antiemetisch wirken. Zu den unerwünschten Nebenwirkungen gehören vor allem: Tachykardie, Hypotonie, extrapyramidale Symptome, Schwitzen und Atemstörungen.

1. Vagolyse

Insbesondere bei Inhalationsnarkosen mit Äther, Methoxyfluran und Halothan ist bei einer das Stadium I überschreitenden Anaesthesie die Vorgabe eines Vagolytikums erforderlich. Die wirksame Komponente des Atropin-Racemates ist die linksdrehende Form des Hyoscyamins. Scopolamin ist linksdrehendes Hyoscin [140]. Atropin und Scopolamin wirken vor allem auf das parasympathische Nervensystem und blockieren die cholinergischen Rezeptoren gegenüber Acetylcholin. Weder die Freisetzung von Acetylcholin noch die Weiterleitung von Impulsen im Nerven werden beeinträchtigt [8]. Neben diesem peripheren haben die Vagolytika auch einen zentralen Effekt.

2. Sedierung

Zur präoperativen Sedierung und Beseitigung von Angst- und Spannungszuständen werden seit den Tagen von CLAUDE BERNARD [20] Opiate und seit der Entdeckung des Meperidins durch EISLEB und SCHAUMANN [77] synthetische morphinartige Analgetika herangezogen. Der Wunsch, durch zusätzliche Verordnung eines Sedativums die Atemdepression einer höheren Opiatmedikation zu umgehen, hat in den letzten Jahrzehnten dazu geführt, nach- und nebeneinander die verschiedensten Hypnotika, Neuroleptika und Tranquilizer (Ataraktika) zu erproben [2, 7, 24, 50, 62, 69, 98, 109, 116].

a) Barbiturate

Als *Hypnotika* haben eine Vielzahl von Barbitursäurederivaten Eingang in die Prämedikation gefunden. Zur Sicherstellung eines ruhigen Nachtschlafes vor der Operation eignen sich mittellang (Cyclobarbital, Heptabarbital, Butallylonal) und lang wirkende Barbiturate (Phenobarbital, Methylphenobarbital). Sie können peroral oder als Suppositorien zugeführt werden. Bei alten und zerebralsklerotischen Patienten beobachten wir mitunter einen Umkehreffekt mit Desorientiertheit und motorischer Unruhe [4, 116]. In diesen Fällen sind Meprobamat, Glutarsäureimid oder Diazepam in sparsamer Dosierung vorzuziehen.

Zu den *Neuroleptika* zählen wir in Anlehnung an PÖLDINGER [169] die Phenothiazine, Butyrophenone, Rauwolfia-Alkaloide und Thioxanthen-Derivate.

b) Phenothiazine

Die *Phenothiazine* wurden zunächst auf ihre Antihistaminwirkung [40] hin erforscht und bei Erkrankungen des allergischen Formenkreises eingesetzt [22]. Eigenschaften, die diese Stoffgruppe zur Verwendung in der Vor- und Nachbehandlung operativer Patienten empfahlen, waren die beobachteten sedativen, antiemetischen und antiarrhythmischen Wirkungen [116, 117, 130, 162, 195].

c) Dehydrobenzperidol

Das *Butyrophenonderivat Dehydrobenzperidol* (Droperidol, DHB) findet in zunehmendem Maße Eingang in die moderne Anaesthesie [17, 25, 38, 102, 108, 132]. Es wird in einer Dosierung von 2,5–7,5 mg zusammen mit Atropin als antiemetische und sedierende Prämedikation 30 min vor Allgemeinnarkosen intramuskulär verabreicht [116]. In einer Dosierung von 20–25 mg ist Droperidol bei intravenöser Injektion der psychodepressive Bestandteil der Neuroleptanaesthesie (NLA). Bei diesem Narkoseverfahren werden Analgesie, Muskelentspannung sowie Hypnose und Amnesie durch Gaben potenter synthetischer Morphinderivate (Phenoperidin, Fentanyl) und Muskelrelaxantien bei Beatmung mit einem Stickoxydul-Sauerstoffgemisch unabhängig voneinander gesteuert [43, 103, 108].

d) Diazepam (Valium)

Diazepam (Valium) ist ein Benzodiazepin-Derivat und gehört zur Gruppe der Tranquilizer [169]. Es wird, oral oder rectal appliziert, gut resorbiert. Die parenterale Applikation ist dem bettlägerigen Patienten vorbehalten. Als Zusatz zur Infusion fällt es bei höherer Dosierung leicht aus.

Die sedative, anxiolytische und schlaffördernde Wirkung niedriger Dosen wird durch eine Dämpfung des limbischen Systems erklärt [6, 21, 24, 169, 187]. Tierexperimentell wird sie durch Hemmung der Spontanmotorik, Unterdrückung konditionierter Reaktionen und Minderung des aggressiven Verhaltens belegt [78, 172, 187]. Hohe Dosen lassen eine relaxierende Wirkung elektromyographisch wie klinisch deutlich werden [31, 81].

3. Analgetika

Die prinzipielle Verordnung eines Opiates oder eines synthetischen Morphinersatzmittels wird von einigen Anaesthesisten trotz des von modernen Psychopharmaka nicht zu übertreffenden Sedierungseffektes abgelehnt [34, 72, 73, 74]. Als Gründe für diese ablehnende Haltung werden angeführt: Atemdepression, Blockierung der Vasomotorenregulation bei orthostatischer Belastung und postoperativ Übelkeit und Erbrechen. Das Argument, daß Patienten vor selektiven Eingriffen normalerweise schmerzfrei sind, also auch keiner Opiat-Prämedikation bedürfen, geht an der nun mehrere Jahrzehnte alten Erfahrung vieler Anaesthesisten vorbei, die Narkotica zur Erzielung eines euphorisch beschwingten, subjektiven Indifferenzzustandes einsetzen, der sehr zutreffend im englischen Sprachgebrauch mit „lightheadedness" umschrieben werden kann. ADRIANI [24] weist mit Recht darauf hin, daß unerwünschte Opiatnebenwirkungen auf unzweckmäßige und nicht altersgerechte Dosierungen zurückzuführen sind.

Morphinartige Analgetika sind unter folgenden Umständen besonders zur Prämedikation angebracht [85]:

1. Bei präoperativen Schmerzzuständen,
2. bei Alkoholikern, bei opiat- oder barbituratsüchtigen Patienten,
3. wenn postoperative Unruhe und Erregungszustände unerwünscht sind.

Überdosierungen lassen sich leicht erkennen und gezielt mit Antagonisten (Nalorphin, Levallorphan) aufheben [2, 4, 85, 102]. Emetische Nebenwirkungen können durch Droperidol mit großer Sicherheit abgeschwächt oder vermieden werden [112, 199].

Die Prämedikation mit einem Narkoticum sollte vermieden werden [85]:

1. Bei Asthmatikern und bei Patienten mit Lungenemphysem oder Lungenerkrankungen, die mit einer Kohlensäureretention einhergehen,
2. zur Vorbereitung einer Cyclopropan-Narkose, da insbesondere Morphin bei Hyperkarbie Epinephrin freisetzt und zu Herzarrhythmien führt,
3. bei erhöhtem intrakraniellen Druck.

a) Meperidin

Die äquianalgetische Meperidindosis beträgt das Fünffache des Morphins [4, 77, 85], seine Wirkdauer ist auf etwa die Hälfte verkürzt. Bei intramuskulärer Injektion beginnt die Wirkung nach 10 min, erreicht nach etwa 45 min ihr Maximum und klingt nach 120–150 min ab [4, 86, 116]. Sedierung, Analgesie, Euphorie und Indifferenz des Patienten gegenüber dem bevorstehenden operativen Eingriff und die Potenzierung schwacher Inhalationsanaesthetika werden als Prämedikationseffekte bezeichnet [2, 10, 85]. Untersuchungen der letzten Jahre haben die spasmolytische Wirkung auf die glatte Muskulatur, z.B. des Gallengangsystems, in Frage gestellt [149]. Hohen Dosen wird von ECKENHOFF und OECH [69] eine bronchoconstrictorische Nebenwirkung zur Last gelegt. Im Gegensatz zu Morphin werden Verengung der Pupillen und Beeinträchtigung ihrer constrictorischen Reaktion auf Lichteinfall erst durch höhere Dosierung herbeigeführt [85]. Periphere Vasodilatation und möglicherweise Histaminfreisetzung führen – insbesondere bei orthostatischer Belastung – zu Hypotension und Kollaps [51, 69]. Die Myokardcontractilität und der elektrische Erregungsablauf im Elektrokardiogramm werden nicht gestört.

b) Fentanyl

Fentanyl ist wie Meperidin und Phenoperidin ein Piperidin-Derivat. Seine analgetische Potenz ist etwa 1000mal so stark wie die des Meperidins und 400mal stärker als die des Morphins [112, 141, 193]. Es besitzt die kürzeste Wirkdauer der bisher bekannten morphinartigen Analgetika und zeichnet sich durch sofortigen Wirkungseintritt aus. Der maximale Analgesieeffekt wird bereits nach 2–3 min erreicht [46, 112]. Das Abklingen der Wirkung erfolgt innerhalb von 30–45 min. Dieses Verhalten ermöglicht im Rahmen der Neuroleptanalgesie eine durch fraktionierte intravenöse Injektion gut steuerbare, vollkommene chirurgische Analgesie [17, 25, 38, 102, 108, 122].

c) Prämedikation und Atmung

Die atemdepressorische Wirkung der Opiate und Morphinkörper ist seit langem bekannt und hinreichend belegt [4, 12, 30, 35, 51, 54, 69, 72, 74, 86, 94, 112, 119, 163, 170, 178, 183]. Dem Meperidin [69, 85] und auch dem Fentanyl [17, 47, 85] werden darüber hinaus bronchoconstrictorische Nebenwirkungen zugeschrieben.

BENZER u. Mitarb. [13, 14, 15] sahen nach Droperidol und Thalamonal eine Störung der Atemmechanik, die mit erhöhten intrathorakalen Druckdifferenzen ohne entsprechende Vergrößerung des Atemvolumens einherging.

Diese Berichte sowie eigene klinische Beobachtungen bilden den Ausgangspunkt der vorliegenden Arbeit. Anhand spirometrischer, blutgasanalytischer und ganzkörperplethysmographischer Untersuchungen ist zu klären, ob die derzeit gebräuchlichsten Prämedikationsmittel (Atosil, Valium, Dolantin für die Halothannarkose, Droperidol, Fentanyl und Thalamonal für die Neuroleptanaesthesie) in klinisch üblicher Dosierung nennenswerte Atemstörungen verursachen. Im Vordergrund unseres Interesses steht das Verhalten des Strömungswiderstandes in den Atemwegen, weil bronchoconstrictorische Nebenwirkungen intra- wie postoperativ ernste Komplikationen nach sich ziehen können.

B. Methodik

Die Untersuchung umfaßt 78 chirurgische Patienten, je zur Hälfte Männer und Frauen. Die präoperativen Diagnosen reichten vom Leistenbruch über Cholelithiasis, Ulcus ventriculi, Ureterolithiasis, Prostataadenom u.a.m. bis zum Magen- und Coloncarcinom. Voraussetzungen für die Einbeziehung in diese am Vortage der Operation anberaumte Untersuchung waren, daß die Patienten ein unauffälliges Röntgenbild der Thoraxorgane aufwiesen und nach Anamnese wie klinischem Befund lungengesund und zwischen 16–65 Jahre alt waren.

Die Probanden wurden bei zufälliger Zuordnung [139] in 7 Gruppen gegliedert. Diese erhielten jeweils eines der folgenden Medikamente: Placebo = 3 ml physiologische NaCl-Lösung, 0,5 mg/kg Promethazin, 0,2 mg/kg Diazepam, 1,0 mg/kg Meperidin, 0,002 mg/kg Fentanyl, 0,1 mg/kg Droperidol; 0,04 ml/kg Thalamonal.

Vor Versuchsbeginn sowie 20, 50 und 90 min nach intramuskulärer Injektion des jeweiligen Mittels wurden neben den bodyplethysmographischen Untersuchungen auch Atemfrequenz, Atemminutenvolumen und die arteriellen Blutgase bestimmt. Den Untersuchungen ging eine zehn- bis fünfzehnminütige Adaptationszeit voraus. Die bodyplethysmographischen Messungen erfolgten in Spontanatmung nach der modifizierten Methode von ULMER [193]. Wir benutzten den Ganzkörperplethysmographen „Body-Test-Jaeger" (Firma E. Jäger, Würzburg). Die Bodyplethysmographie [37, 159, 160, 193] gestattet die Messung des Strömungswiderstandes in den Atemwegen (Resistance) und die Bestimmung des intrathorakalen Gasvolumens. Die Resistance (R) stellt die in cm Wassersäule gemessene alveolo-extrathorakale Druckdifferenz dar, die für die Strömung von 1 l/sec aufgebracht werden muß.

$$R = \frac{P}{V/t} \left[\frac{cm\, H_2O}{Liter/sec}\right].$$

Neben der Gesamtresistance (R_t) lassen sich ferner die inspiratorische (R_i) und die exspiratorische Resistance (R_e) bestimmen [160, 193]. Das intrathorakale Gasvolumen (IGV) ist das plethysmographisch gemessene Volumen, welches sich am Ende der Exspiration noch im Thorax befindet [158]. Die Resistance, in der Literatur auch als Bronchialwiderstand bezeichnet, zeigt ihrerseits eine negative Korrelation zum Lungenvolumen [23]. Sie ist während der Inspiration niedriger als während der Exspiration und steigt vor allem gegen Ende der Ausatmung stark an [42]. Bei den Messungen des Atemwegswiderstandes wurden mindestens zwei Atemzüge übereinandergeschrieben. Das IGV ermittelten wir aus jeweils vier bis sechs „Hechelkurven". Die Atemvolumina wurden am liegenden Patienten mit dem Pneumotachographen und Lungenfunktionsrechner des „Body-Test-Jaeger" bestimmt (BTPS). Die Blutgasanalysen erfolgten im Blutstropfen des hyperämisierten Ohrläppchens nach der Methode von ULMER, THEWS, REICHEL und BERTA [17, 18, 190, 191]. Zur Messung des arteriellen Sauerstoff- und Kohlensäurepartialdruckes sowie des pH-Wertes verwendeten wir den Kombi-Analysator der Firma Eschweiler, Kiel. Um bei der Auswertung unserer Befunde die Einflüsse der normalen Streubreite möglichst auszuschließen, wurden bisweilen nicht die eigentlichen Meßgrößen, sondern deren jeweilige Differenz zum betreffenden Ausgangswert zugrundegelegt [139].

Die verwendeten Symbole oder Abkürzungen bedeuten:

$\bar{x}$ = Mittelwert
s = Standardabweichung
n = Anzahl; m = männlich; w = weiblich
paO_2 = arterieller Sauerstoffpartialdruck
$paCO_2$ = arterieller Kohlensäurepartialdruck
R bzw. R_t = Resistance; R_i = inspir. Resistance; R_e = exspir. Resistance.

C. Ergebnisse

Die sieben nach dem Prinzip der zufälligen Zuteilung gebildeten Patientengruppen [139] können als vergleichbar gelten. Sie unterscheiden sich hinsichtlich Alter, Größe, Gewicht und Geschlecht ihrer Mitglieder nur unbedeutend.

Tabelle 1. *Alter, Größe und Gewicht mit Angabe der Streubreite der untersuchten Patienten-Kollektive*

Gruppe	Alter Lebens- jahre		Größe (cm)		Gewicht (kg)	
	$\bar{x}$	s	$\bar{x}$	s	$\bar{x}$	s
Placebo	41,1	16,9	167,5	8,3	70,1	11,4
Promethazin	41,1	12,9	167,9	5,8	72,1	11,7
Diazepam	41,0	13,8	167,7	7,7	65,9	9,2
Droperidol	40,3	10,9	169,5	6,7	68,1	7,8
Meperidin	39,8	14,1	168,0	7,9	69,7	10,8
Fentanyl	40,0	15,0	166,0	4,9	67,6	11,1
Thalamonal	41,7	13,7	168,3	8,1	70,5	16,4

Die gleiche Feststellung gilt für die Ausgangswerte der Resistance, der arteriellen Blutgase und der übrigen erfaßten Größen.

1. Der Strömungswiderstand in den Atemwegen

Mit 3 Ausnahmen lagen alle Resistancewerte vor Versuchsbeginn unterhalb der angenommenen oberen Normgrenze von 3,5 cm $H_2O/l/sec$. Die Häufigkeitsverteilung der Resistance im untersuchten Krankengut ist in Abbildung 1 dargestellt. Die Ausnahmen betreffen eine 30jährige, 90 kg schwere und 172 cm große Patientin, die eine R von 3,8 cm $H_2O/l/sec$ aufwies, eine 58jährige, 70 kg schwere und 164 cm große Patientin mit einer R von 4,3 cm $H_2O/l/sec$ und eine 60jährige, 75 kg schwere und 149 cm große Frau mit einer R von 3,6 cm $H_2O/l/sec$. Im 1. Fall ist der erhöhte Atemwiderstand mit Sicherheit auf die erhebliche Adipositas zu beziehen. Bei den beiden anderen Patienten müssen wir trotz leerer Anamnese, unauffälliger Röntgenbilder und normaler perkutorischer und auskultatorischer Lungenbefunde eine leichte obstruktive Atemwegserkrankung annehmen.

Ergebnisse

Bei unseren Patienten ließ sich die bekannte negative Korrelation der Resistance zum Lungenvolumen [37, 158] und ihre Zunahme bei Übergewichtigen beobachten [23, 193]. Innerhalb ihres Normbereiches wird die Resistance mit zunehmendem intrathorakalen Gasvolumen oder zunehmender Thorax- oder Körpergröße kleiner.

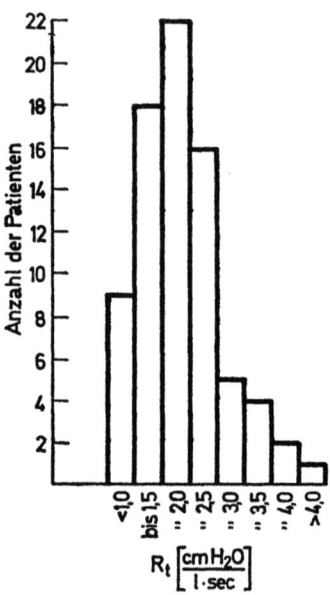

Abb. 1. Häufigkeitsverteilung der Resistance im Krankengut

Dieser Regel entspricht der bei Übergewichtigen beobachtete Resistanceanstieg bei gleichwertiger Abnahme des intrathorakalen Gasvolumens (IGV). Nimmt das Lungenvolumen infolge Zwerchfellhochstandes ab, so steigt die Resistance durch Einengung der Luftwege innerhalb des Thorax [157, 159, 193].

Die Applikation von Placebo ließ den Atemwegswiderstand unbeeinflußt. Resistancemittelwerte dieser Patientengruppe betrugen vor Versuchsbeginn und 20, 50 und 90 min nach der Injektion der isotonischen Kochsalzlösung 1,95, 1,98, 2,05 und 1,95 cm H_2O/l/sec. Bei Einbeziehung aller Meßwerte der Placebogruppe errechnet sich aus den Abweichungen der Einzelwerte von den jeweiligen Ausgangswerten ein Versuchsfehler $\bar{x} \pm s$ von 0,04 ± 0,3 cm H_2O/l/sec.

Der Strömungswiderstand in den Atemwegen

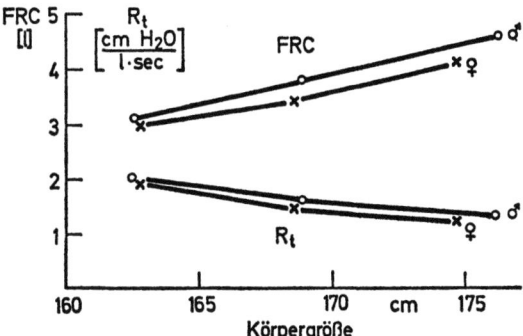

Abb. 2. Abhängigkeit des Strömungswiderstandes in den Atemwegen (Resistance, R) und dem Lungenvolumen (bzw. der funktionellen Residualkapazität, FRC) von der Körpergröße

Tabelle 2. *Resistance und intrathorakales Gasvolumen bei Übergewichtigen. Die adipösen Patienten sind in der Reihenfolge ihres prozentualen Übergewichtes eingeordnet*

Geschl.	Übergewicht in % der Norm	R_t cm H_2O / l/sec	FRC (ml)
weibl.	15	2,2	4810
weibl.	15	1,7	3060
weibl.	17	2,7	2020
weibl.	18	2,2	2460
weibl.	19	1,7	2620
männl.	19	2,0	3080
männl.	19	3,2	2680
weibl.	22	2,1	3100
weibl.	22	2,1	1850
weibl.	28	3,2	3540
weibl.	28	3,4	2420
männl.	29	3,4	2750
weibl.	36	3,8	3750

Die Abbildung 3 stellt die Veränderungen der Resistancemittelwerte nach intramuskulärer Injektion der verschiedenen Prämedikationen dar. Während die Werte in der Placebogruppe praktisch unverändert bleiben, finden sich nach Promethazin und Diazepam eine geringe Minderung, nach Fentanyl eine kurzfristige, nach Meperidin eine anhaltende Anhebung der mittleren Resistance.

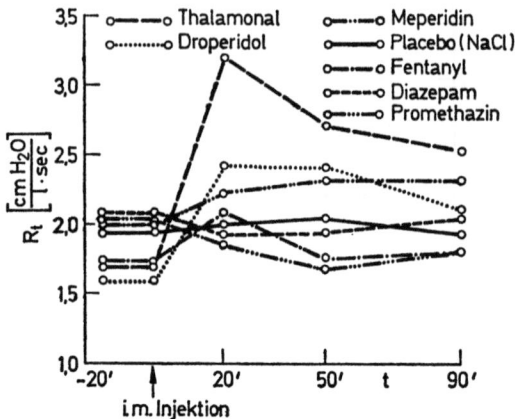

Abb. 3. Resistancemittelwerte nach i.m.-Injektion von Placebo, 0,5 mg/kg Promethazin, 0,2 mg/kg Diazepam, 0,1 mg/kg Droperidol, 1 mg/kg Meperidin, 0,002 mg/kg Fentanyl und 0,04 ml/kg Thalamonal

Ihrem Ausmaß nach sind diese Veränderungen jedoch gering. Mit zwei Ausnahmen liegen auch alle Einzelwerte unter diesen vier Pharmaka innerhalb der Streubreite des Versuchsfehlers. Diese Ausnahmen betreffen 2 Frauen, bei denen die Resistance mit 3,6 bzw. 4,3 cm H_2O/l/sec bereits vor Versuchsbeginn erhöht war. Nach Meperidin erhöhte sich die Resistance bei Patientin Nr. 10 von 3,6 auf 5,1 bzw. 4,7 bzw. 4,1 cm H_2O/l/sec; bei der Pat. Nr. 10 aus der Diazepamgruppe verminderte sich die R_t von 4,3 auf 2,6 bzw. 2,7 bzw. 3,1 cm H_2O/l/sec. Eine deutliche Erhöhung der R_t-Mittelwerte zeigte sich in der Droperidol- und Thalmonalgruppe. Sie geht auf Befunde zurück, die nachfolgend dargestellt werden. Bei je 4 Patienten dieser beiden Gruppen fanden sich charakteristische Veränderungen

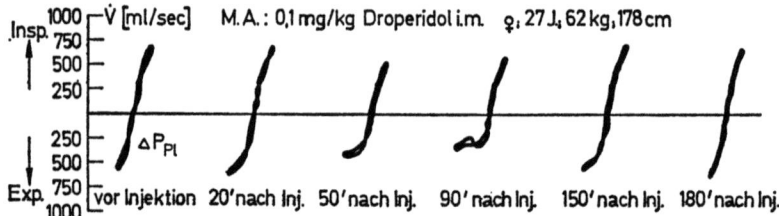

Abb. 4. Veränderungen der bodyplethysmographisch registrierten Resistancekurven nach 0,1 mg/kg Droperidol intramuskulär. Pat.: M.A., weibl., 62 kg, 178 cm, 27 J. Die Kurven sind vor sowie 20, 50 und 90 min nach der Injektion geschrieben

Der Strömungswiderstand in den Atemwegen

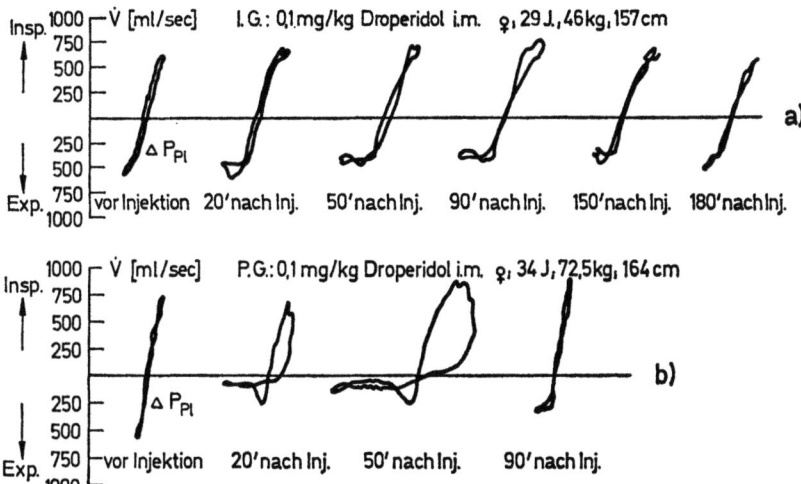

Abb. 5. Veränderungen der Resistance nach 0,1 mg/kg Droperidol i.m. Pat.: J. G., weibl., 46 kg, 157 cm, 29 J. vor sowie 20, 50, 90, 120 und 180 min nach der Injektion. Pat.: P.G., weibl., 72,5 kg, 164 cm, 34 J. vor sowie 20, 50, 90 min nach der Injektion

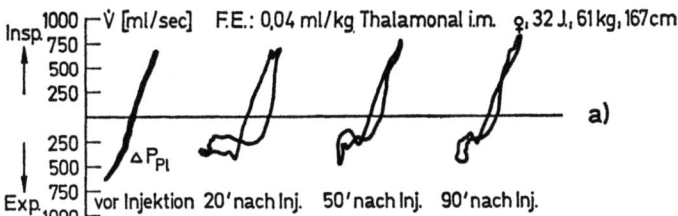

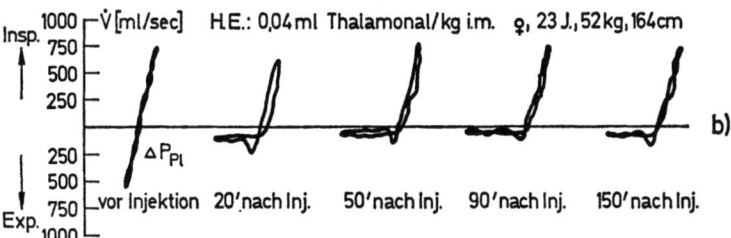

Abb. 6. Veränderungen der Resistancekurven nach 0,04 ml/kg Thalamonal i.m. Pat.: F.E., weibl., 61 kg, 167 cm, 32 J. vor sowie 20, 50 und 90 min nach der Injektion. Pat.: H.E., weibl., 52 kg, 164 cm, 23 J. vor sowie 20, 50, 90 und 150 min nach der Injektion

der Atmung. Es handelt sich um eine Behinderung der Ausatmung, die sich durch den Verlauf des exspiratorischen Schenkels der Resistancekurven dokumentiert. Die Störung ist durch einen Anstieg der alveolo-extrathorakalen Druckdifferenz bei gleichzeitiger Verminderung der exspiratorischen Strömungsgeschwindigkeit gekennzeichnet. Die Inspiration bleibt weitgehend ungestört. Die fünf vorstehenden Beispiele verdeutlichen diesen Befund.

In beiden Fällen überdauert die medikamentbedingte Erhöhung des Atemwegswiderstandes die Untersuchungszeit. Die Kurven der Patientin H.E. stellen das Vollbild der beschriebenen Atemstörung dar. Der exspiratorische Schenkel der Resistancekurve knickt zur horizontal verlaufenden Druckachse ab. Daneben lassen sich zu Beginn der Einwirkung und während der Abklingphase des Droperidols bzw. des Thalamonals Resistancekurven beobachten, die leichtere Störungsgrade wiedergeben. In diesen Fällen zeigt der Exspirationsschenkel einen bogenförmigen Verlauf. In der Abbildung 4 ist die Entwicklung wie das Abklingen der Atemstörung gut zu verfolgen.

Wie zu erwarten, zeigt sich die Verminderung der exspiratorischen Strömungsgeschwindigkeit besonders deutlich im Pneumotachogramm. Die Ausatmung erfolgt deutlich verlangsamt.

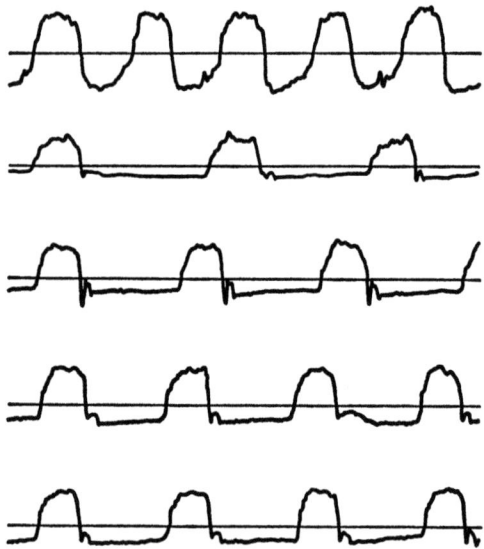

Abb. 7. Pneumotachogramm eines Patienten mit einer durch 0,1 mg/kg Droperidol ausgelösten Atemstörung vor sowie 20, 50 und 90 und 120 min nach der intramuskulären Injektion

2. Pneumotachogramm

Auffällig sind die Schwankungen in der z.T. sehr ausgeprägten exspiratorischen Strömungsverlangsamung während der Medikamentanflutung. Ausmaß und Dauer der exspiratorischen Atemstörung ergeben sich aus der nachfolgenden Tabelle 3, in der die Veränderungen der Gesamtresistance sowie die der inspiratorischen und der exspiratorischen Resistance dieser 8 Patienten zusammengestellt sind. Diese Veränderungen sind signifikant.

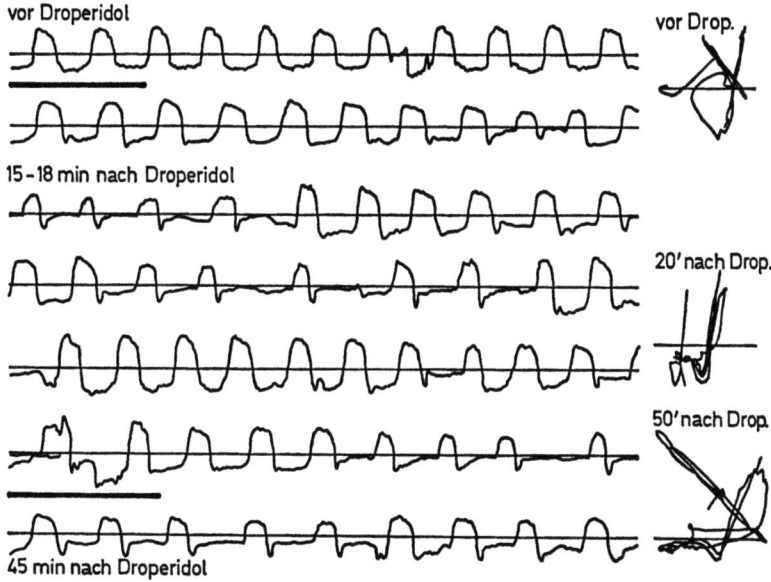

Abb. 8. Pneumotachogramme vor, 15–18 min und 45 min nach Droperidol sowie korrespondierende, bodyplethysmographisch registrierte Resistancekurven vor, 20 und 50 min nach intramuskulärer Injektion von 0,1 mg/kg

Während sich der inspiratorische Strömungswiderstand R_i nur wenig ändert und häufig im Normbereich verbleibt, steigt die exspiratorische Resistance (R_e) teilweise erheblich an. Der klinische Eindruck bestärkte den Befund einer überwiegend exspiratorischen Atemstörung. Ein Patient beklagte sich spontan über seine mühevoll erschwerte Atmung.

Zweimal zeigten sich während der ersten Messung ausgeprägte Veränderungen, die rasch abklangen. Bei den 6 übrigen Patienten war die

Tabelle 3. *Meßwerte der Gesamtresistance (R_t), der in- und exspiratorischen Resistance (R_i, R_e) bei je 4 Patienten mit Atemstörungen nach i.m.-Injektion von 0,1 mg/kg Droperidol bzw. 0,04 ml/kg Tbalamonal*

Name	Geschl.	Alter	Gewicht	Größe	vor der Injektion			nach 20'			nach 50'			nach 90'			nach 150'		
					R_t	R_i	R_e	R_t	R_i	R_e	R_t	R_i	R_e	R_t	R_i	R_e	R_t	R_i	R_e
K.H.	m	30	83	180	0,8	0,8	0,8	1,5	0,7	3,2	0,8	0,8	0,8	0,8	0,8	0,8			
M.A.	w	27	62	178	1,9	1,5	2,3	2,9	1,4	4,0	3,3	1,6	6,1	2,6	1,8	3,8	2,3	1,7	2,9
J.G.	w	29	46	157	3,5	3,4	4,8	7,2	4,3	11,3	9,8	5,9	16,3	7,1	5,2	10,8	6,9	5,0	8,8
P.I.	w	34	72	164	2,2	2,2	2,2	4,6	2,2	20,2	6,3	2,3	50,4	3,6	2,0	3,6			
H.W.	m	44	84	178	1,2	1,2	1,2	1,5	1,5	1,5	3,6	3,0	4,9	3,2	3,2	3,2			
S.P.	m	47	80	172	1,7	1,7	1,7	3,5	2,7	9,0	3,1	1,7	4,4	2,8	2,1	3,5			
H.E.	w	23	52	164	2,0	2,0	2,0	6,5	2,5	37,8	6,9	1,8	45,2	7,2	2,2	41,0	6,0	1,8	28,1
N.L.	w	55	83	162	3,2	3,2	3,2	10,6	5,9	41,1	2,9	2,9	2,9	3,3	3,3	3,3			
$\bar{x}$					2,1	2,0	2,3	4,8	2,6	16,0	4,6	2,5	16,4	3,8	2,4	8,0			

Exspirationsbehinderung während der gesamten Versuchsdauer nachweisbar. In 4 Fällen hatte sie nach 90 min ihren Höhepunkt bereits überschritten, zweimal war sie selbst nach 150 min noch nachweisbar. Die Atmung der restlichen 15 Patienten aus der Droperidol- und Thalamonalgruppe blieb unauffällig. Es ließen sich normale Resistancewerte errechnen.

Die nach der jeweiligen Prämedikation eingetretenen Resistanceänderungen sind in der Tabelle 4 zusammengestellt. Ferner wurden die 8 Patienten mit droperidolinduzierter Atemstörung den übrigen 15 Patienten der Droperidol- und Thalamonalkollektive gegenübergestellt, weil sie sich von diesen durch die typische atemmechanische Störung deutlich unterschieden.

Tabelle 4. *Änderungen der Resistance nach Prämedikation*

Substanz	Gruppenmittel vor Beginn (cm $H_2O/l/sec$)	Änderung nach 20 min	Änderung nach 50 min (cm $H_2O/l/sec$)	Änderung nach 90 min
Placebo	1,95	0,03	0,09	0,001
Promethazin	2,06	−0,17	−0,32[a]	−0,22[a]
Diazepam	2,11	−0,164	−0,165	−0,03
Meperidin	2,02	0,18	0,35[a]	0,28[a]
Fentanyl	1,75	0,34[a]	0,004	0,08
Droperidol	1,61[a]	0,58[a]	0,72[a]	0,53[a]
Thalamonal	1,79[a]	1,43[a]	0,95[a]	0,8[a]
Thalamonal u. Droperidol mit Atemstörungen	1,95 ($n = 8$)	2,36[a] ($n = 8$)	2,33[a] ($n = 7$)	1,82[a] ($n = 7$)
Thalamonal u. Droperidol ohne Atemstörungen	1,65 ($n = 15$)	0,42[a] ($n = 15$)	0,35[a] ($n = 15$)	0,17 ($n = 15$)

[a] statistisch gesichert mit 95 % Wahrscheinlichkeit.

Gruppenmittel vor Versuchsbeginn; durchschnittliche Resistanceänderungen 20, 50 und 90 min nach der intramuskulären Applikation von Placebo, 0,5 mg/kg Promethazin, 0,2 mg/kg Diazepam, 1,0 mg/kg Meperidin, 0,002 mg/kg Fentanyl, 0,1 mg/kg Droperidol und 0,04 ml/kg Thalamonal.

Versuchsfehler: $\bar{x} \pm s = 0,04 \pm 0,3$ cm $H_2O/l/sec$.

3. Intrathorakales Gasvolumen (IGV)

Das intrathorakale Gasvolumen besitzt einen weiten Streubereich. Da es nicht bei trainierten Versuchspersonen, sondern bei Klinikpatienten bestimmt wurde, zeigt es trotz einer 15minütigen Adaptationszeit an das Meßgerät vor der ersten Ausgangsmessung eine geringe Abnahme um 0,5–1,8%, die durch die spontane Beruhigung der Patienten im Verlaufe des 90 min dauernden Untersuchungsganges erklärt werden kann.

Die nach der jeweiligen Prämedikation eingetretenen Veränderungen des intrathorakalen Gasvolumens sind neben den Gruppenmittelwerten vor Versuchsbeginn in der Tabelle 5 angegeben. Das Mittel der Meßdifferenz 20, 50 und 90 min nach der intramuskulären Injektion der verschiedenen Substanzen wurde sowohl in ml wie in % des Ausgangsmittels ausgedrückt.

Tabelle 5. *Änderungen des intrathorakalen Gasvolumens (IGV) nach Prämedikation. Versuchsfehler:* $\bar{x} \pm s = -43 \pm 265/ml$

Substanz	Gruppen-mittel vor Beginn (ml)	Änderung nach 20 min (ml)	Änderung nach 50 min (ml)	Änderung nach 90 min (ml)
Placebo	3460	− 40	− 60	− 20
Promethazin	3370	−140	100	80
Diazepam	3770	− 50	− 30	− 90
Meperidin	3410	−300[a]	−250[a]	−285[a]
Fentanyl	3530	−330[a]	−290[a]	−270[a]
Droperidol	3320	−280[a]	−220[a]	−240[a]
Thalamonal	3800	−440[a]	−420[a]	−320[a]
Thalamonal und Droperidol mit Atemstörungen	3790 ($n = 8$)	−300[a] ($n = 8$)	−250[a] ($n = 7$)	−170 ($n = 7$)
Thalamonal und Droperidol ohne Atemstörungen	3410 ($n = 15$)	−380[a] ($n = 15$)	−330[a] ($n = 15$)	−330[a] ($n = 15$)

[a] statistisch gesichert mit 95% Wahrscheinlichkeit.

Da Resistance und intrathorakales Gasvolumen negativ miteinander korrelieren, kann eine zahlenmäßig signifikante R_t-Erhöhung durch eine entsprechende Verminderung des IGV bedingt sein [23, 158]. Bei medikamentös verursachten Änderungen dürfen daher Atemwegswiderstand und Lungenvolumen nicht isoliert betrachtet werden [152]. Nach MITCHELL lassen sich vergleichbare Aussagen über die Resistance und das IGV erst unter Berücksichtigung des Verhältnisses zwischen Conductance (1:R_t) zum Lungenvolumen bzw. IGV treffen. Dieser Quotient und seine Veränderungen 20, 50 und 90 min nach den jeweiligen intramuskulären Prämedikationen sind in der Tabelle 6 dargestellt.

Tabelle 6. *Änderung des Quotienten Conductance/IGV nach Prämedikation.*
Versuchsfehler: $\bar{x} \pm s = 0{,}00615 \pm 0{,}04827$ ml/cm H_2O/l/sec

Substanz	Gruppen- mittel vor Beginn (ml/cm H_2O/l/sec)	Änderung nach 20 min	Änderung nach 50 min	Änderung nach 90 min
		(ml/cm H_2O/l/sec)		
Placebo	0,1977	−0,005	−0,009	−0,007
Promethazin	0,1720	0,0129	0,0279[a]	0,0207[a]
Diazepam	0,1630	0,0083	−0,0068	−0,0100
Meperidin	0,1774	0,0139	−0,0090	−0,0109
Fentanyl	0,1840	−0,0179	0,0125	0,0077
Droperidol	0,1900	−0,0405[a]	−0,022	−0,0237
Thalamonal	0,1730	−0,0162	−0,0232	−0,0069
Thalamonal und Droperidol mit Atemstörungen	0,1625 ($n = 8$)	−0,0606[a] ($n = 8$)	−0,0850[a] ($n = 7$)	−0,0710[a] ($n = 7$)
Thalamonal und Droperidol ohne Atemstörungen	0,1880 ($n = 15$)	−0,01106 ($n = 15$)	−0,00766 ($n = 15$)	−0,0016 ($n = 15$)

[a] statistisch gesichert mit 95% Wahrscheinlichkeit.

4. Atemminutenvolumen (AMV) und Atemfrequenz

Das Atemminutenvolumen wurde durch Placebo und Droperidol nicht verändert. Diese Feststellung gilt auch für die 4 Patienten aus dem Droperidol-Kollektiv, die die charakteristischen Veränderungen der Resistancekurven aufwiesen. Nach Promethazin fand sich während der gesamten Beobachtungsdauer ein leichter Anstieg des AMV um 5%. Diazepam führte zu einer mittleren Verminderung des AMV um 4%. In der Meperidin-, Fentanyl- und Thalamonalgruppe ergaben sich als Folge der atemdepressorischen Wirkung dieser Mittel stärkere Veränderungen. Das AMV sank in diesen Gruppen um durchschnittlich 10% ab. Die Ventilationsminderung bildete sich nach Fentanyl und Thalamonal schneller aus als nach Meperidin.

Ergebnisse

In der Tabelle 7 sind die Veränderungen des Atemminutenvolumens 20, 50 und 90 min nach den jeweiligen, intramuskulär applizierten Prämedikationen und das Gruppenmittel vor der Injektion dargestellt.

Tabelle 7. *Änderungen des AMV nach Prämedikation. Versuchsfehler:* $\bar{x} \pm s = -0{,}176 \pm 0{,}904\ l/min$

Substanz	Gruppen-mittel vor Beginn (l/min)	Änderung nach 20 min (l/min)	Änderung nach 50 min (l/min)	Änderung nach 90 min (l/min)
Placebo	9,13	−0,23	−0,17	−0,12
Promethazin	10,41	0,78[a]	0,88[a]	0,49[a]
Diazepam	8,88	−0,58	−0,46	−0,47
Meperidin	10,07	−0,59[a]	−1,08[a]	−0,83[a]
Fentanyl	9,22	−1,33[a]	−1,33[a]	−1,13[a]
Droperidol	9,55	0,11	0,19	−0,02
Thalamonal	9,19	−2,00[a]	−1,84[a]	−1,08[a]

[a] statistisch gesichert mit 95 % Wahrscheinlichkeit.

Nach Prämedikation mit intramuskulärer Injektion von Placebo, Diazepam und Meperidin verblieb die Atemfrequenz im Mittel bei dem Ausgangswert von 16 Atemzügen pro min. Die Atemzugtiefe verminderte sich

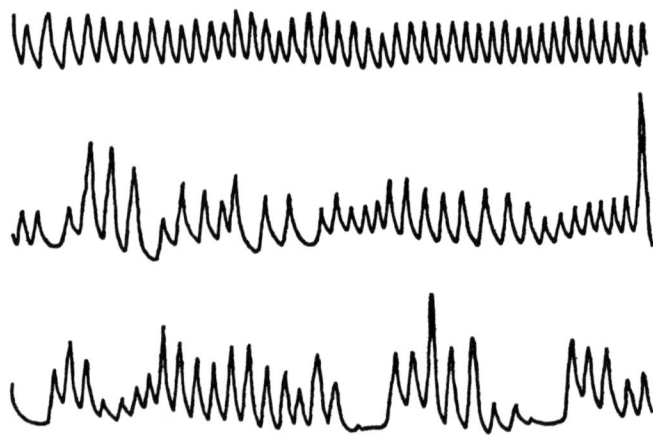

Abb. 9. Unregelmäßige Atmung 20 und 50 min nach intramuskulärer Injektion von 0,04 ml/kg Thalamonal. Pat.: N.L., weibl., 83 kg, 162 cm, 55 J.

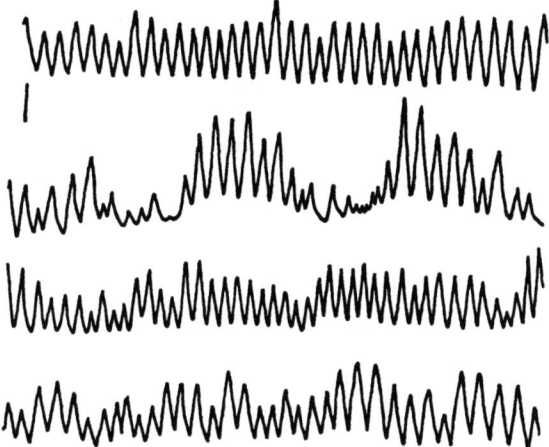

Abb. 10. Periodische Atmung nach 0,002 mg/kg Fentanyl i.m. 20 min nach der Injektion. Pat.: E. B., männl., 85 kg, 172 cm, 58 J.

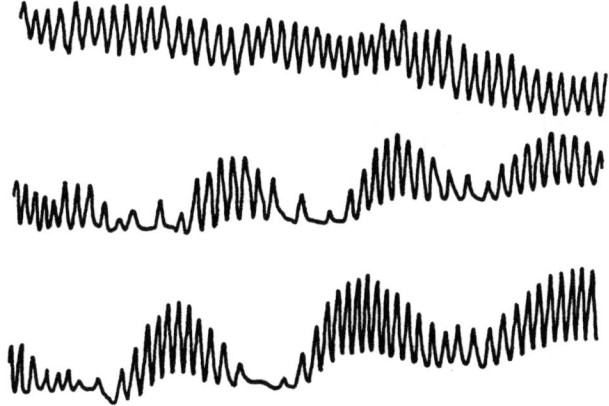

Abb. 11. Periodische Atmung nach 0,04 ml/kg Thalamonal 20 min nach der Injektion. Pat.: H. W., weibl., 79 kg, 177 cm, 61 J.

nach Diazepam- und Meperidinapplikation geringfügig. Auch nach Droperidol wurde das Atemvolumen kleiner, doch stieg in dieser Gruppe die Frequenz von durchschnittlich 16 auf 18 Atemzüge pro min an. Unter Promethazin erhöhte sich bei unterschiedlicher Atemzugtiefe die Atemfrequenz um 1–3 Atemzüge pro min.

Fentanyl und Thalamonal führten allgemein zu einer Reduktion der Atemfrequenz um 2 Atemzüge pro min. Bei 6 Patienten dieser beiden Kollektive wurde die Atmung unregelmäßig. Die Atemzugtiefe schwankte beträchtlich, es traten längere Atempausen auf.

Bei 2 Patienten nahm die Atmung etwa 20 min nach der i.m.-Injektion von 0,002 mg/kg Fentanyl und nach 0,04 ml/kg Thalamonal periodischen Charakter an. Alle diese Patienten waren älter als 55 Jahre.

5. Die arteriellen Blutgase

Die Häufigkeitsverteilung der arteriellen Sauerstoff- und Kohlensäurepartialdrucke unter den Ausgangswerten war im untersuchten Krankengut regelmäßig.

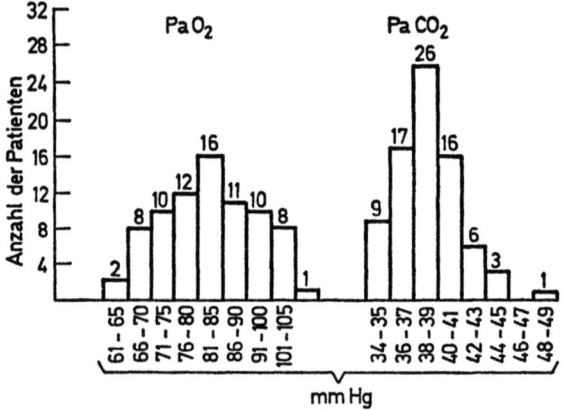

Abb. 12. Häufigkeitsverteilung des paO_2 auf Bereiche von je 5 mmHg und des $paCO_2$ auf Bereiche von je 2 mmHg

Gliedert man die Patienten in Altersgruppen, so wird die bekannte Abhängigkeit des paO_2 vom Lebensalter [192] sichtbar. Der arterielle $paCO_2$ bleibt hingegen unverändert.

Die Veränderungen der aus dem arterialisierten Ohrläppchen gewonnenen Blutgaswerte sind in den nachfolgenden Tabellen 9 und 10 zusammengestellt. Sie zeigen das jeweilige Gruppenmittel vor der Prämedikation und die durchschnittlichen Änderungen 20, 50 und 90 min nach der Injektion.

Tabelle 8. *Beziehungen zwischen dem Lebensalter und den arteriellen Blutgasen*

Lebensalter	$\bar{x}$	paO_2 (mmHg) $\bar{x}$	s	$paCO_2$ (mmHg) $\bar{x}$	s
15–20	16,5	91,2	6,2	38,4	2,4
21–35	28,6	86,7	9,3	37,4	2,0
36–50	42,5	81,9	9,2	37,0	2,6
51–65	59,5	77,5	9,9	37,9	2,4

Die Applikation von Placebo, Promethazin und Droperidol verursachte keine Änderung der arteriellen Blutgase.

Nach Diazepam beobachteten wir während der gesamten Versuchsdauer einen signifikanten Anstieg des paO_2. Der $paCO_2$ blieb in dieser Gruppe unverändert.

Die Prämedikation mit Meperidin, Fentanyl und Thalamonal führte zu einer mäßigen Atemdepression. Der $paCO_2$ stieg während der gesamten Untersuchungsdauer signifikant in allen 3 Gruppen an. Der paO_2 verminderte sich entsprechend. Nach Fentanyl- und Thalamonalprämedikation war der paO_2-Abfall statistisch signifikant.

Insgesamt war die Atemdepression nach Meperidin geringer als nach der Fentanyl- bzw. Thalamonalinjektion.

Tabelle 9. *Änderungen des paO_2 nach Prämedikation. Versuchsfehler*: $\bar{x} \pm s = 0,01 \pm 4,8\ mmHg$

Substanz	Gruppen-mittel vor Beginn (mmHg)	Änderung nach 20 min	Änderung nach 50 min	Änderung nach 90 min
Placebo	80,8	0,37	0,37	0,55
Promethazin	82,7	−1,9	−0,5	0,3
Diazepam	78,7	3,2[a]	4,7[a]	5,6[a]
Meperidin	86,1	−2,6	−1,8	0,2
Fentanyl	85,0	−4,9[a]	−3,0[a]	−0,8
Droperidol	83,4	1,3	1,9	−0,2
Thalamonal	82,5	−5,6[a]	−3,9[a]	−1,1

[a] statistisch gesichert mit 95% Wahrscheinlichkeit.

Tabelle 10. *Änderungen des $paCO_2$ nach Prämedikation. Versuchsfehler:* $\bar{x} \pm s =$ 0,008 ± 1,8 *mmHg*

Substanz	Gruppen-mittel vor Beginn (mmHg)	Änderung nach 20 min	Änderung nach 50 min	Änderung nach 90 min
Placebo	37,4	−0,2	−0,1	−0,1
Promethazin	38,2	1,0	0,2	0,1
Diazepam	39,4	−0,6	−0,3	−0,8
Meperidin	38,6	2,2[a]	2,2[a]	2,5[a]
Fentanyl	36,6	2,7[a]	3,3[a]	2,6[a]
Droperidol	39,8	−1,3	−0,5	−0,1
Thalamonal	37,6	3,04[a]	2,2[a]	1,5[a]

[a] statistisch gesichert mit 95 % Wahrscheinlichkeit.

D. Diskussion

Nachfolgend sind die Auswirkungen der einzelnen Prämedikationsmittel auf die Atmung substanzbezogen zusammengefaßt und diskutiert:

Promethazin wurde in einer Dosierung von 0,5 mg/kg intramuskulär verabreicht. Bei 9 Patienten blieb die Atmung völlig regelmäßig, bei 2 Patienten beobachteten wir eine anhaltende Hyperventilation, so daß sich eine durchschnittliche Erhöhung des AMV um 5% errechnete. Die arteriellen Blutgase, das pH und das Standard-Bikarbonat blieben ohne signifikante Veränderungen. Der Atemwiderstand verminderte sich signifikant über den Untersuchungszeitraum hinweg um durchschnittlich 0,24 cm $H_2O/l/sec$. Das mittlere IGV verblieb bei geringen Schwankungen nach oben und unten im Bereich der Ausgangswerte. Der Quotient Conductance zu IGV nahm während der Untersuchungsperiode eindeutig zu. Diese in den jeweiligen Mittelwerten sich abzeichnende Erniedrigung der Resistance wie die Zunahme des Quotienten Ct:IGV erreichten bei der gewählten Dosierung des Promethazins im 50- und 90-Minutenwert eine statistisch signifikante Aussage. Wir werten dieses Verhalten als Ausdruck der bronchodilatatorischen Wirksamkeit des Promethazins.

Die von ECKENHOFF u. Mitarb. [70] beschriebene motorische Unruhe bzw. das Unvermögen der Probanden, ruhig liegen zu bleiben ohne die Atemmessung zu stören, konnte bei unseren Patienten nicht beobachtet werden. Ihre Dosierung übertraf − auf das Körpergewicht bezogen − die unsrige um 30–80%. Sie war in 45% der Fälle ausreichend, einen orthostatischen Kollaps auszulösen. Unsere Befunde bestätigen die Untersuchungen von DUNDEE u. Mitarb. [62], die nach einer Prämedikation von 25 mg/Erwachsener i.m. eine gute hypnotische Wirkung mit antiemetischem Effekt beschrieben, während 50 mg i.m. zu gesteigerter präoperativer Unruhe, Tachykardie und vermehrter Exzitation während der Narkoseeinleitung führten. Auch die Zugabe von 100 mg Pethidin konnte diese unerwünschten Begleiteffekte in ihrem Krankengut nicht verhindern.

Diazepam wurde in einer Dosierung von 0,2 mg/kg Körpergewicht intramuskulär verabreicht. Alle Patienten blieben kooperativ und zeigten eine ausreichende Sedierung. Die zeitweilige orthostatische Belastung zur Messung von R_t und IGV im Ganzkörperplethysmographen wurde gut vertragen.

Auf die Resistance und das intrathorakale Gasvolumen lungengesunder Patienten blieb Diazepam in der gewählten Dosierung ohne Einfluß. Andererseits fanden wir bei einer Patientin mit erhöhter Ausgangsresistance von 4,3 cm H_2O/l/sec nach Diazepam eine deutliche Resistanceminderung. Die nach 20, 50 und 90 min gemessenen R_t-Werte betrugen 2,6 bzw. 2,7 und 2,1 cm H_2O/l/sec. Ihr intrathorakales Gasvolumen blieb praktisch unverändert bei 3500 ml. Der Quotient aus Conductance : IGV stieg dementsprechend von 0,067 auf 0,105, 0,109 bzw. 0,094 an. Bei dieser normalgewichtigen Patientin müssen wir aufgrund der Ausgangsresistance trotz leerer Anamnese und unauffälligen Auskulations-, Perkussions- und Röntgenbefundes eine obstruktive Atemwegserkrankung annehmen.

Bei 2 zuvor erregten Patienten mit emotional beschleunigter und unregelmäßiger Atmung sank die Atemfrequenz von 23 bzw. 20 auf 18 bzw. 16 Atemzüge pro min ab. Im Mittel blieb die Atemfrequenz jedoch konstant. Die Atemzugtiefe verminderte sich um 8% und hielt sich während der gesamten Untersuchungszeit in diesem Bereich. Die resultierende geringe Verminderung des AMV war nicht signifikant. Trotz der geringen Verminderung des AMV stieg der mittlere arterielle Sauerstoffpartialdruck von 78,7 mmHg nach 20 min um 3,2, nach 50 min um 4,7 und nach 90 min um 5,6 mmHg an. Diese paO_2-Erhöhung ließ sich statistisch sichern. Der arterielle Kohlensäurepartialdruck blieb unverändert.

DU CAILAR et al. [57] wiesen 30 und 60 min nach intramuskulärer Gabe von 20 mg Diazepam mit Hilfe von Grundumsatzbestimmungen eine Verminderung des O_2-Verbrauches um 6,6% nach. Dieser Effekt war besonders bei solchen Patienten ausgeprägt, deren Basalstoffwechsel unter emotionellem Stress erhöht war. Eine Verminderung des O_2-Verbrauches, die mit einer unveränderten Ventilation nach niedrigen Diazepamdosen einhergeht, kann den Anstieg des paO_2 erklären.

Diskussion

Bei labilen und lungengesunden Patienten fanden MILCZOCH und WITEK eine deutliche Beruhigung der Atmung, weil emotional bedingte Tendenzen zur Hyperventilation blockiert wurden [150]. Analoge Wirkungen sind bei zentraler Tachypnoe nach Schädel-Hirntraumen durch Diazepam zu erzielen.

Wir schätzen Diazepam in einer Dosierung von 0,2 mg/kg Körpergewicht intramuskulär zur Prämedikation alter Patienten, weil ihm bei dieser Dosierung die atemdepressorischen Nebenwirkungen der Opiate fehlen. Die Zugabe von Atropin zur Sekreteinschränkung [2, 116] und zur Depression vagaler Reflexe ist erforderlich. Gleichzeitige Gabe von Diaethylalkohol, Barbituraten oder Neuroleptika verstärkt die sedierenden Wirkungen des Diazepams. Nach Untersuchungen von PARKES [165] wird die Rechtsverschiebung der CO_2-Antwortkurven nach Meperidininjektion durch klinische Diazepamdosen nicht verändert.

Die *intravenöse* Injektion von 0,5 mg/kg Diazepam pro kg Körpergewicht verursachte bei Patienten in oberflächlicher Penthotalnarkose in jedem Fall eine mittelgradige Hypoventilation mit $paCO_2$-Anstieg und Abfall des arteriellen pH, Beschleunigung der Atemfrequenz und Verminderung der Atemzugtiefe und des Atemminutenvolumens [148]. Nach i.v.-Injektion beobachtete HELLEWELL [100] Ventilationsminderungen bis zur kurzfristigen Apnoe. Nach unserer Erfahrung können diese mittleren Diazepam-Dosen nach intravenöser Applikation bei Patienten mit primärer respiratorischer Insuffizienz akute Zwischenfälle auslösen. Bei zwei Fällen von Pseudokrupp mit stridoröser Dyspnoe konnte der durch 0,25 mg/kg Körpergewicht i.v. provozierte Atemstillstand nur durch endotracheale Intubation und Beatmung beherrscht werden. Die mit $paCO_2$-Anstieg verbundene Ventilationseinschränkung nach intravenöser Gabe höherer Diazepamdosen wird nicht primär als zentrale Atemdepression angesehen [148, 165], sondern vorwiegend auf die skeletmuskelrelaxierende Wirkung der Substanz bezogen. Die Minderung des Muskeltonus ist u. a. durch die Hemmung polysynaptischer Reflexe auf spinaler Ebene bedingt. Schwerste Tetanusfälle benötigen nach eigener klinischer Feststellung zur Unterdrückung der Krampfanfälle Diazepamdosen bis zu täglich 10 mg/kg Körpergewicht. Hier ergibt sich zwangsläufig die Notwendigkeit zur assistierenden Beatmung.

Meperidin, 1,0 mg/kg Körpergewicht intramuskulär injiziert, führte signifikant zu einer Verminderung des AMV um 10% und zu einem Anstieg des $paCO_2$ um 2,2–2,5 mmHg. Die Atemfrequenz blieb unverändert, die Atemzugtiefe verminderte sich um durchschnittlich 6–10%. Die Atmung blieb regelmäßig. Veränderungen des Atemtyps zeigten sich nach *intramuskulärer* Injektion nicht. Die Mittelwerte des arteriellen Sauerstoffpartialdruckes waren nach 20 und 50 min gering erniedrigt, nach 90 min etwas erhöht. Insgesamt war der Anstieg des $paCO_2$ nicht mit einem signifikanten Abfall des paO_2 verbunden.

KEATS, KUROUSU und TELFORD fanden nach 100 mg Meperidin i.m. bei gesunden Probanden eine Verminderung des AMV um 30% und einen Anstieg des endexspiratorischen pCO_2 um 5,3 mmHg. Die Atemfrequenz änderte sich nur unbedeutend [117]. Nach *intravenöser* Gabe von durchschnittlich 28,5 mg Meperidin (= 20–30% unserer intramuskulären Dosis) beobachteten KEATS u. Mitarb. am Operations- und ersten postoperativen Tag nach Oberbauch- und Thoraxeingriffen eine 10%ige Verminderung des AMV und der Atemfrequenz sowie einen Anstieg des $paCO_2$ um 2 mmHg. Der paO_2 änderte sich nicht signifikant [119]. LOESCHKE u. Mitarb., die gesunden Probanden 150 mg Meperidin intramuskulär gaben, beobachteten eine 10%ige Verminderung des AMV, einen 15%igen Anstieg der Atemfrequenz und einen Anstieg des endexspiratorischen pCO_2 um 3,9 mmHg [142]. Nach diesen Untersuchungen von LOESCHKE und von PRESCOTT [170] erzeugen 75 mg Meperidin eine zentrale Atemdepression, die der von 10 mg Morphin entspricht. FOLDES [85, 86] korrigiert die häufig anzutreffende, aber fälschliche Ansicht, daß Meperidin in äquianalgetischen Dosen eine geringere Atemlähmung bewirke als genuine Morphinderivate.

Die Wirkung des Meperidins auf den Atemwegswiderstand ist noch nicht völlig geklärt. Einerseits wurde berichtetet, Meperidin wirke bronchodilatatorisch [77] und könne beim Meerschweinchen den Histaminbronchospasmus [67] und beim Asthmatiker einen künstlich induzierten Bronchospasmus beseitigen [94b]. Andererseits wurden bei Asthmatikern plötzliche Todesfälle beobachtet [193b] und dem Meperidin bei narkotisierten Patienten eine bronchoconstrictorische Wirkung zugeschrieben [148].

In unserer Untersuchung zeigten die Resistancemeßwerte nach Meperidin eine Tendenz zum Anstieg, nach 50 und 90 min waren die R_t-Mittelwerte signifikant erhöht. Dem stand jedoch eine ebenfalls signifikante Verminderung des IGV gegenüber. Ihrem Ausmaß nach waren die Veränderungen beider Größen relativ geringgradig. Sie bestätigen ausschließlich die zwischen Resistance und Lungenvolumen bestehende negative Korrelation [23]. Der Quotient aus Conductance: IGV blieb stets ohne signifikante Änderung. Damit ist gezeigt, daß die intramuskuläre Injektion von 1 mg/kg Körpergewicht Meperidin bei lungengesunden Patienten den Atemwegswiderstand nicht verändert.

Bei einer normalgewichtigen Patientin unserer Meperidingruppe wies eine erhöhte Ausgangsresistance auf eine leichte Bronchialobstruktion hin, die zuvor weder anamnestisch noch klinisch auffällig geworden war. Nach

Meperidingabe beobachteten wir bei ihr ebenfalls einen Anstieg der Resistance von 3,6 auf 5,1 bzw. 4,7 bzw. 4,1 cm $H_2O/l/sec$ bei einem IGV von 2570 (Ausgangswert), 2370, 2350 und 2260 ml. Aus diesen Werten errechnet sich jeweils ein Quotient Ct : IGV von 0,108 bzw. 0,087 bzw. 0,089 und 0,108. Damit liegen auch diese Werte im Normbereich unseres Placebo-Kollektivs und der von MITCHELL u. Mitarb. zusammengestellten Normalwerte [152]. Sie geben keinen Anhalt zur Stützung der Hypothese, daß Meperidin bei Patienten mit obstruktiven Atemwegserkrankungen bronchospastisch wirke.

Die Verwendung des Meperidins zur medikamentösen Narkose- und Operationsvorbereitung kann neben der Atemdepression von weiteren unerwünschten Nebenwirkungen, wie Schwindel, Übelkeit, Erbrechen, Blasenatonie und Obstipation begleitet sein.

Übelkeit und Erbrechen wurden von uns in der *prä*operativen Phase sehr selten gesehen; *post*operativ wurden sie umso auffälliger, je mehr der Patient bewegt oder umgelagert wird. Bei ambulant durchzuführenden Eingriffen sollte daher möglichst von einer Opiatprämedikation abgesehen werden.

Die durch *Fentanyl* bei einer Dosierung von 0,002 mg/kg Körpergewicht i. m. am Menschen hervorgerufenen Änderungen ganzkörperplethysmographischer Befunde decken sich im wesentlichen mit der zuvor diskutierten Meperidinwirkung (s. Tab. 4, 5, 6). Das IGV hat bereits bei der ersten Messung nach 20 min sein Minimum erreicht und bleibt über die gesamte Untersuchungszeit signifikant vermindert. Entsprechend der bekannten negativen Korrelation von Resistance und intrathorakalem Gasvolumen [152] ist der nach 20 min beobachtete Anstieg der mittleren Resistance um 0,34 cm $H_2O/l/sec$ zwar zahlenmäßig signifikant, aber dennoch kein Beweis für eine bronchoconstrictorische Wirkung dieses Analgetikums. Der errechnete Quotient Conductance : IGV bleibt im Mittel konstant und schwankt während der Untersuchungsdauer nur unwesentlich. Daher ist BENZER u. Mitarb. [15] beizupflichten: Eine bronchoconstrictorische Wirkung des Fentanyls ist nicht nachweisbar.

Bei intramuskulärer Injektion bewirken 0,002 mg/kg Körpergewicht Fentanyl eine stärkere Atemdepression als 1 mg/kg Meperidin. Die Atemfrequenz sank im Mittel um 2 Atemzüge pro min ab. Die Atmung wurde bei 3 Patienten unregelmäßig. Einmal beobachteten wir Atempausen mit mehreren kurzen, jeweils nachgeschalteten und alveolär unwirksamen Atemexkursionen, so daß temporär die Bestimmung des Atemminutenvolumens erschwert wurde. Zweimal nahm die Atmung ausgesprochen periodischen Charakter an (s. Abb. 10). Alle Patienten mit Anomalien der Atemform waren über 55 Jahre alt.

Diskussion

Vornehmlich durch Verminderung der Atemzugtiefe ging das Atemminutenvolumen nach Fentanyl-Prämedikation von einem Ausgangsmittel von 9,22 l signifikant um 1,33 l nach 20 bzw. 1,13 l nach 50 min zurück. Dementsprechend zeigten die arteriellen Blutgaswerte einen über die gesamte Untersuchungszeit sich erstreckenden signifikanten $paCO_2$-Anstieg um 2,6–3,3 mmHg. Die durch Fentanyl hervorgerufene stärkere Depression des Atemzentrums war auch an dem signifikanten paO_2-Abfall 20 und 50 min nach der intramuskulären Injektion abzulesen. Die Anhebung des alveolären pCO_2 ist dem Grad der Atemdepression proportional. Bei einer Dosierung von 0,002 mg/kg Fentanyl i. m. führte der korrespondierende Anstieg des arteriellen $paCO_2$ zu einer durch die Pufferkapazität des Blutes kompensierten leichten respiratorischen Acidose ohne Erniedrigung des arteriellen pH.

Die durch Fentanyl induzierte Atemdepression wird ferner durch das für Opiate charakteristische Anheben der Reizschwelle des Kohlendioxyds mit Verschieben der alveolären pCO_2-Ventilationskurve nach rechts deutlich [73]. Es bestätigte sich die bereits von DRIPPS und COMROE [54] getroffene Feststellung, daß stark wirksame Analgetika nach oraler oder intramuskulärer Applikation die Atemfrequenz kaum beeinflussen, während nach intravenöser Injektion starke Bradypnoe und ggf. ein Atemstillstand auftreten.

Zwei der an sich kooperativ bleibenden Patienten klagten über aufkommende Übelkeit. Eine Patientin erbrach im Anschluß an die dritte bodyplethysmographische Untersuchung. Eine Prämedikation mit Fentanyl sollte u. E. nur bei Patienten mit präoperativen Schmerzzuständen durchgeführt werden. Die gleichzeitige Gabe des antiemetisch wirkenden Droperidols erscheint vorteilhaft; sie ist insbesondere bei intravenöser Injektion mit Atropinzugabe zu verbinden.

Die Feststellung, daß über den 90 min dauernden Untersuchungszeitraum hinaus nach einer einmaligen Fentanylinjektion von 0,002 mg/kg Körpergewicht i. m. eine signifikante Minderung des AMV um annähernd 15% mit einem $paCO_2$-Anstieg um 2,7–3,3 mmHg und einem paO_2-Abfall bis zu 4,9 mmHg zu verzeichnen waren, legt die sparsame Dosierung dieses potenten Analgetikums in höheren Altersstufen nahe. Nach Neuroleptanalgesie sollte bei geriatrischen Patienten im Zweifel lieber einmal mehr Lorfan als Morphinantagonist nach dem Operationsende eingesetzt werden, auch dann, wenn die letzte Fentanylinjektion schon mehr als 30–60 min zurückliegt.

Droperidol und Thalamonal. Bei je 4 Patienten der Droperidol- und Thalamonalgruppe beobachteten wir eine temporäre Atemstörung mit übereinstimmenden Veränderungen der Atemmechanik (s. Abb. 4–8). Daher empfiehlt sich eine gemeinsame Diskussion dieser Befunde.

Diskussion

Die Atemstörung wird durch das Butyrophenonderivat Droperidol ausgelöst, das auch im Thalamonal enthalten ist. Sie ist charakterisiert durch erhöhte alveolo-extrathorakale Druckdifferenzen, eine Verminderung der exspiratorischen Strömungsgeschwindigkeit und durch eine verlängerte Exspirationsdauer. Die Inspiration verläuft überwiegend ungestört.

Entsprechend der Definition des Strömungswiderstandes als Druck pro Durchflußvolumen resultiert aus dem Zusammentreffen erhöhter alveolo-extrathorakaler Druckdifferenzen mit exspiratorischer Strömungsminderung eine Erhöhung insbesondere der exspiratorischen Resistance.

Resistanceerhöhungen wertet man allgemein als Zeichen einer Obstruktion und versteht darunter die Erschwerung der Luftströmung durch einen Widerstand. In diesem Sinne handelt es sich auch bei der durch Droperidol bedingten Veränderung der Atemmechanik um eine obstruktive Störung. Für eine Beteiligung der *kleinen* Luftwege an diesem Obstruktionstyp gibt es indes keinen Hinweis. Vielmehr zeigen sich gegenüber den Befunden bei obstruktiven Atemwegserkrankungen [159, 193], wie chronisch-obstruktive Bronchitis, obstruktives Emphysem, sekundäre Obstruktionen bei Pneumoconiosen, Linksherzinsuffizienz u. a. m., einige Unterschiede. Sie betreffen zunächst die Kurvenform. Das ergibt ein Vergleich der nach Droperidol- bzw. Thalamonalinjektion beobachteten Kurven (s. Abb. 4, 5, 6 und 8) mit den von Nolte [157] bei obstruktiven Atemwegserkrankungen zusammengestellten charakteristischen Formtypen der Resistancekurven. (s. Abb. 13).

Ein weiterer Unterschied liegt darin, daß die bei unseren Patienten gefundenen Resistanceerhöhungen nicht mit einer entsprechenden Vergrößerung des IGV einhergingen (s. Tab. 5).

Obstruktive Atemwegserkrankungen oder experimentell durch Inhalation eines bronchoconstrictorischen Aerosols ausgelöste Obstruktionen führen dagegen stets zu einer Erhöhung des intrathorakalen Gasvolumens [138, 158]. Eine starke Verschiebung der Atemmittellage zur Exspirationsseite mit einer entsprechenden Verminderung des IGV könnte einen Resistanceanstieg auslösen. Da unsere 8 Patienten nach Droperidol bzw. Thalamonal aber keine signifikante Änderung des IGV zeigten, kann diese Erklärung der Resistancezunahme ausgeschlossen werden.

Unseres Erachtens ist die Ursache der exspiratorischen Strömungsbehinderung überwiegend im Bereich der *oberen* Luftwege, insbesondere des Kehlkopfes zu suchen. Für diese Ansicht sprechen Art und Verhalten der variablen exspiratorischen Strömungsbehinderung (s. Abb. 8), die Form der Resistancekurven (s. Abb. 4–6), der klinische Befund sowie noch zu erörternde Beobachtungen bei der Einleitung der Neuroleptanalgesie.

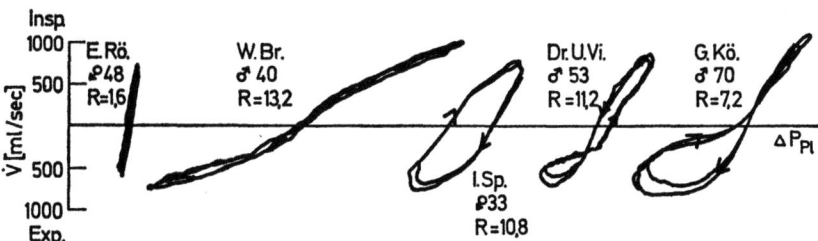

Abb. 13. Die 5 charakteristischen Formentypen der Resistancekurve (nach NOLTE: Die Ganzkörperplethysmographie). Pat.: E. Rö.: Lungengesunder mit normaler R_t. Pat.: W. Br.: Asthma-Patient mit deutlicher R_t-Erhöhung bei fast homogener Obstruktion. Die letzten 3 Kurven zeigen Beispiele für eine inhomogene Obstruktion. R = Resistance, $\dot{V}$ = Volumen pro Zeiteinheit, Δ_{Pl} = Plethysmographendruckdifferenz

Das während der Anflutung des Droperidols in Abbildung 8 fortlaufend aufgezeichnete Pneumotachogramm zeigt von Atemzug zu Atemzug beträchtlich variierende exspiratorische Strömungsverhältnisse mit entsprechenden Resistancekurven. Die Form der bei droperidolbedingter Atemstörung geschriebener Resistancekurven erinnert an Kurvenverläufe, die man gelegentlich bei Gutachtenpatienten mit willkürlicher „Preßatmung" vorfindet. Intentionsbedingte Atemänderungen lagen aber bei unseren Patienten mit Sicherheit nicht vor.

Bei der klinischen Untersuchung dieser 8 Patienten konnten wir keine bronchospastischen Nebengeräusche, wie Giemen und Brummen, unter der Atemstörung feststellen. Die Annahme eines im Larynx lokalisierten Strömungshindernisses erklärt ferner die bei Einleitung einer Neuroleptanalgesie gelegentlich anzutreffenden Beatmungsschwierigkeiten: Nach intravenöser Droperidolinjektion und nachfolgender Fentanylgabe trifft mitunter eine Maskenbeatmung plötzlich auf einen kaum zu überwindenden Beatmungswiderstand, wenn die Spontanatmung unter der hohen Fentanyldosierung bis zum Atemstillstand gehemmt wird. Neben anderen Untersuchern [38, 46, 108] fand FOLDES [83a] eine enge Korrelation zwischen Apnoe und dem Auftreten dieses Phänomens, das gewisse Parallelen zum Laryngospasmus bietet. Der erhebliche Widerstand bei der Maskenbeatmung während der Einleitungsperiode einer Neuroleptanalgesie wurde von anderen Untersuchern durch „Thoraxstarre" infolge extrapyramidal bedingter Muskelrigidität erklärt [13, 14, 15, 83, 103]. Bei der Einweisung junger Kollegen in die Technik der NLA werden auch wir hin und wieder mit diesen Beatmungsproblemen konfrontiert, wenn die Spontanatmung bereits völlig sistiert und Succinylcholin verspätet injiziert wurde. Muskelrigidität allein kann unseres Erachtens derartig auffällige Beatmungsschwierigkeiten nicht erklären. Die frühzeitige Injektion von Succinylcholin und die nachfolgende Intubation der Trachea verhindern nicht nur das Aufkommen der Ventilationsprobleme, auch nach Abklingen der relaxierenden Succinylwirkung und Rückkehr des Muskeltonus läßt sich der *intubierte* Patient ohne nennenswerte Erhöhung des Beatmungsdruckes über lange Zeit mühelos beatmen. Offenbar wird durch die *Intubation* und nicht allein durch die flüchtige Succinylrelaxation das Atemwegshindernis im Bereich des Kehlkopfes ausgeschaltet.

BENZER u. Mitarb. [13] beobachteten ebenfalls nach Droperidol 0,25 mg i.v. gesteigerte intrathorakale Druckdifferenzen ohne eine entsprechende Zunahme des Atemvolumens. Bei verlangsamter Ausatmung sahen sie gelegentlich einen Anstieg des endexspiratorischen Ösophagusdruckniveaus bis in den positiven Bereich. Aufgrund des Kurvenverlaufes von Volumen/Druck – Atemschleifen lehnen auch sie eine bronchiale Obstruktion ab und führen die exspiratorische Atemstörung auf eine extrapyramidal ausgelöste Muskelrigidität zurück. Extrapyramidale Nebenwirkungen werden in der Literatur aber nur sehr vereinzelt und bei offentsichtlicher Überdosierung des Butyrophenonderivates nach der Neuroleptanalgesie vom Typ II (Verwendung von Droperidol als Neuroleptikum und Fentanyl als Analgetikum) beschrieben [38, 102], während die atemmechanischen Störungen bereits bei 35% unserer Patienten nach der niedrigen Dosierung von 0,1 mg/kg i.m. auftraten. BENZER u. Mitarb., deren Patienten 0,25 mg/kg i.v. erhalten hatten, berichten über entsprechende Veränderungen bei 90% ihrer Patienten [13, 15].

Bei tierexperimentellen Untersuchungen am narkotisierten und *intubierten* Hund[1] konnten wir unter einer ansteigenden Dosierung von 0,25–1,0 mg/kg Droperidol i.v. bei Spontanatmung weder eine Atemdepression noch einen Anstieg des intrathorakalen Druckes bis in den positiven Bereich beobachten. Mit zunehmender Droperidoldosierung verminderte sich jedoch der Volumen/Druckquotient; Fentanyl hatte auf letzteren keinen Einfluß. Diese Befunde stimmen mit denen von BENZER u. Mitarb. überein [13]. Sie zeigen den Anteil der Atem- und Beatmungserschwernis an, der durch die Steigerung des Muskeltonus der Thoraxwand bedingt ist. Der intubierte Hund konnte – ebenso wie intubierte Patienten unter NLA – ohne Relaxation, jedoch mit Beatmungsdrucken unterhalb von 12 cm H_2O mühelos ventiliert werden. Die vor der Intubation bei der NLA-Einleitung am Menschen gelegentlich beobachteten Beatmungsschwierigkeiten lassen

---

[1] Die Durchführung dieser Untersuchungen im Silikose-Forschungsinstitut Bochum wurde uns von Herrn Prof. Dr. W. T. ULMER ermöglicht.

sich demgegenüber durch Beatmungsdrucke von mehr als 50 cm H_2O nicht überwinden. Dies ist ein weiterer Hinweis für ein Atemwegshindernis im Bereich des Kehlkopfes.

GRABOW und L'ALLEMAND [95] gewannen bei einer vergleichenden Untersuchung zum Verhalten der arteriellen Blutgase nach Thoraxoperationen unter Halothannarkose und NLA u. a. den Eindruck, daß die

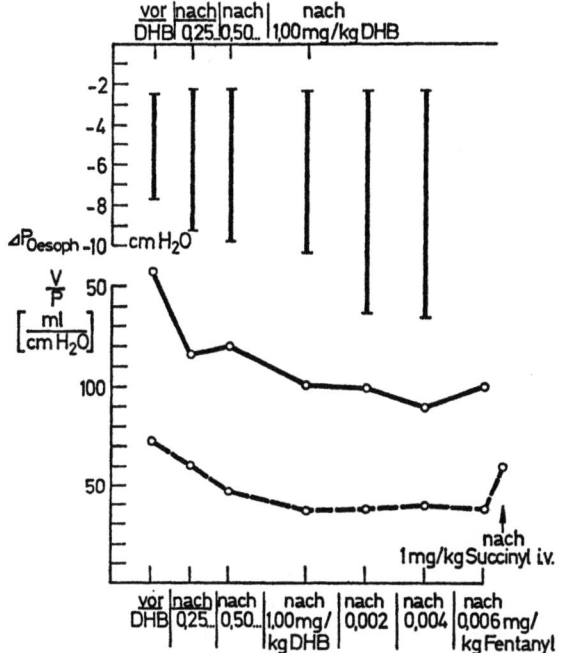

Abb. 14. Verhalten des Volumen/Druckquotienten unter 0,25–1,0 mg/kg Droperidol i.v. und nachfolgend 0,002–0,006 mg/kg Fentanyl i.v. bei Spontanatmung; Atemfrequenz: 16/min (obere Kurve), kontrollierter Beatmung; Beatmungsfrequenz 24/min (untere Kurve). Hund, 21 kg, in Thiopental-Intubationsnarkose

Patienten nach NLA in den ersten 24 Std zu einer mangelhaften Expectoration des Bronchialsekretes neigen. Sie erblickten darin eine mögliche Ursache für die Ausbildung kleiner Atelektasen, die ihrerseits eine Erklärung für die gegenüber der Halothangruppe erniedrigten paO_2-Werte der NLA-Patienten boten. Die nach Droperidolinjektion auftretenden Atemstörungen mit ihrer typischen Exspirationsbehinderung können diese Sekretverhaltung begünstigen.

Diskussion

Die Verabfolgung von Thalamonal für Zwecke der postoperativen Analgesie erscheint nicht empfehlenswert. Abgesehen von der relativ kurzen Wirkdauer des hierin enthaltenen Analgetikums Fentanyl können durch die wiederholten Nachinjektionen des Droperidolanteiles die exspiratorischen Atemstörungen ausgelöst oder weiter unterhalten werden.

Die 15 Patienten ohne offenkundige Atemstörungen nach Thalamonal bzw. Droperidol zeigten eine signifikante Verschiebung der Atemmittellage zur Exspirationsseite (Tab. 5). Dementsprechend waren die Resistancewerte geringgradig erhöht und das IGV mäßig vermindert; das Verhältnis von Conductance zum intrathorakalen Gasvolumen war jedoch nicht signifikant verändert (Tab. 6).

Die Änderungen des Atemminutenvolumens und der am arterialisierten Ohrläppchen gewonnenen Blutgaswerte entsprachen einander. Unter der Einwirkung von 0,1 mg/kg Droperidol fand sich eine über 50 min anhaltende Tendenz zu einer leichten Hyperventilation. Andere Untersucher beobachteten nach höherer Dosierung mit 0,25 mg/kg und *intravenöser* Zufuhr eine wesentlich stärkere Sedierung der Patienten mit einer Verminderung des Atemminutenvolumens um 30% des Ausgangsmittels [13]. Die auf den ersten Blick überraschende, wenn auch nicht signifikante Erhöhung des Atemminutenvolumens unter der von uns gewählten niedrigen Droperidoldosis wird durch Beobachtungen von SICKER u. Mitarb. [182] verständlich, die unter einer Dosierung von 0,075 mg/kg i.v. bei der Mehrzahl ihrer Patienten eine typische Unrast feststellten. Diese Unruhe und das Unvermögen, ohne Stellungsänderung längere Zeit still dazuliegen, zeigte sich auch bei einem Drittel unserer Patienten bei gleichzeitiger Hyperventilation. Zwei jüngere Frauen unter den insgesamt 15 stationären Patienten brachen die Untersuchungen jeweils etwa 25 min nach der Droperidolinjektion vorzeitig ab. Das Schwinden der Kooperationsbereitschaft und die Feststellung einer unterschiedlichen und teils unzureichenden Sedierung mit Vasodilatation entsprechen gleichartigen Beobachtungen von SICKER u. Mitarb. [182]. Die während der Neuroleptanalgesie zu konstatierende Neurolepsie der Patienten wird erst durch eine 5fach höhere Dosierung des Droperidols erzielt [38, 43, 83, 102].

Unter Fentanyl wie unter Thalamonal fanden wir eine gleichartige und zeitlich synchron verlaufende Minderung des Atemminutenvolumens. Der tiefste Wert wurde jeweils 15–20 min nach der intramuskulären Injektion erreicht. Droperidol verstärkt die atemdepressive Wirkung des Fentanyls bei den angewendeten Dosierungen nicht. Eine Parallele finden diese Befunde in den algesimetrischen Untersuchungen von SICKER u. Mitarb., die eine Potenzierung der Fentanylanalgesie durch Droperidol negieren. Nach Untersuchungen von KREUSCHER [128] und SCHMIDT [179] wird die Myokardcontractilität durch Droperidol nicht gemindert. Eine Neigung zur Kreislaufinsuffizienz bei orthostatischer Belastung der Patienten erklärt sich durch eine Blockade der Alpha-Rezeptoren des adrenergischen Systems durch Droperidol. Bei präoperativer Hypovolämie wurden während der Einleitung einer Neuroleptanalgesie ohne gleichzeitigen Blutersatz erklatante Blutdruckabfälle beschrieben, die bei Patienten mit Arteriosklerose oder Koronarinsuffizienz zu akuten Zwischenfällen führen müssen.

E. Zusammenfassung

In der vorgelegten Untersuchung werden die Auswirkungen gebräuchlicher Prämedikationsmittel auf die Atmung, die arteriellen Blutgase sowie die Strömungswiderstände in den Luftwegen dargelegt. Bei sieben vergleichbaren und klinisch lungengesunden Patientengruppen von jeweils 11 bzw. 12 Probanden wurden am Operationsvortag vor sowie 20, 50 und 90 min nach *intramuskulärer* Injektion von Placebo (= 3 ml physiologische NaCl-Lösung) bzw. von 0,5 mg/kg Promethazin, 0,2 mg/kg Diazepam, 1,0 mg/kg Meperdin, 0,002 mg/kg Fentanyl, 0,1 mg/kg Droperidol oder 0,04 ml/kg Thalamonal bestimmt:

a) Resistance und intrathorakales Gasvolumen (Bodyplethysmographie),

b) Atemfrequenz, Atemzugvolumen, Atemminutenvolumen (Spirometrie),

c) Sauerstoff- und Kohlensäurespannung sowie pH aus dem Blut des arterialisierten Ohrläppchens (Blutgasanalyse).

Aus den Untersuchungen leiten sich folgende Ergebnisse ab:

1. Promethazin führt 50 und 90 min nach i.m. Injektion bei einer Dosierung von 0,5 mg/kg zu einer signifikanten Verminderung des Strömungswiderstandes in den Luftwegen. Eine Atemdepression, Veränderungen der Atemmechanik oder der arteriellen Blutgase kommen nicht zur Beobachtung. Die bei hoher Promethazindosierung gelegentlich beschriebene hypotensive Nebenwirkung und motorische Unruhe werden nach der niedrigen Prämedikationsdosis nicht gesehen.

2. Diazepam erzeugt bei einer Dosierung von 0,2 mg/kg eine ausreichende, aber keine tiefe Sedierung. Der Strömungswiderstand in den Luftwegen und das intrathorakale Gasvolumen bleiben konstant. Bei unveränderter Kohlensäurespannung erhöht sich der arterielle pO_2 signifikant.

Daher eignet sich Diazepam in der vorgeschlagenen Dosierung unseres Erachtens gut zur Prämedikation älterer Patienten.

3. Die intramuskuläre Injektion von 1,0 mg/kg Körpergewicht Meperidin bewirkt eine gute Analgesie mit weitgehender psychischer Indifferenz der prämedizierten Patienten und eine anhaltende, wenn auch bei lungengesunden Normalpatienten klinisch bedeutungslose Atemdepression. Das Atemminutenvolumen ist signifikant um 10% vermindert und die arterielle CO_2-Spannung entsprechend erhöht. Durch Verschiebung der Atemmittellage in Richtung Exspirationsstellung kommt es zu einer Verminderung des intrathorakalen Gasvolumens mit einem Anstieg der Resistance. Das Verhältnis von Conductance zum intrathorakalen Gasvolumen ändert sich dagegen nicht, so daß eine Zunahme des Strömungswiderstandes in den Atemwegen durch Bronchoconstriction ausgeschlossen werden kann.

4. Fentanyl ist ein besonders kurz wirksames Analgetikum. Eine intramuskuläre Prämedikation mit 0,002 mg/kg löst eine über die 90 min Untersuchungszeit hinausgehende signifikante Atemdepression mit Reduktion des Atemminutenvolumens um 15%, Anstieg des $paCO_2$ um 3,3–2,6 mmHg und Abfall des paO_2 um 5–3 mmHg aus. Maximale Veränderungen zeigen sich bereits im ersten Meßwert 20 min nach der i.m.-Injektion. Die leichte respiratorische Acidose führt dank der Pufferkapazität des Blutes zu keinem arteriellen pH-Abfall. Die Änderungen der bodyplethysmographischen Befunde decken sich völlig mit der zuvor diskutierten Meperidinwirkung. Fentanyl besitzt in der gewählten Dosierung keine bronchoconstrictorische Nebenwirkung.

5. Dehydrobenzperidol und Thalamonal führten bei 8 von 23 Patienten zu einer temporären Störung der Atemmechanik. Es kam zu erhöhten alveolo-extrathorakalen Druckdifferenzen, verminderter exspiratorischer Strömungsgeschwindigkeit und verlangsamter Ausatmung. Der inspiratorische Strömungswiderstand in den Atemwegen blieb überwiegend unverändert, der exspiratorische Atemwegswiderstand stieg teilweise erheblich an. Diese atemmechanische Störung wurde bisher ausschließlich mit einer durch Butyrophenonderivate verursachten, extrapyramidalen Rigidität der Thoraxwandmuskulatur in Zusammenhang gebracht. Ganzkörperplethysmographische Befunde und klinische Beobachtungen – insbesondere bei der Einleitung einer Neuroleptanaesthesie am Menschen – sowie tierexperimentelle Untersuchungen am Hund weisen aber zusätzlich auf ein Atemwegshindernis im Bereich der *oberen* Luftwege (Larynx) hin. Formanalysen der Resistancekurven und der Pneumotachogramme sprechen gegen eine Erhöhung des Strömungswiderstandes in Höhe der Bronchien.

F. Schlußbemerkung

Mit der Ausbreitung physiologisch-funktionellen Denkens während der letzten beiden Jahrzehnte rückt die Bedeutung genauer präoperativer Lungenfunktionsuntersuchungen für die Abschätzung des operativen Risikos und für den Verlauf der postoperativen Phase chirurgischer Patienten mehr und mehr in den Vordergrund. Aus dieser Kenntnis heraus hat der Direktor der Chirurgischen Klinik am Klinikum Essen, Herr Professor Dr. K. KREMER, konsequent die Einrichtung eines Atemmeßplatzes und eines blutgasanalytischen Labors in seiner Klinik durchgesetzt. Ich bin ihm, der Verwaltung des Klinikums und der Deutschen Forschungsgemeinschaft zu großem Dank verpflichtet, daß diese hochspezialisierten und kostspieligen Einrichtungen für die vorgelegte Untersuchung benutzt werden konnten.

G. Summary

Drugs commonly used for preoperative medication were studied in respect to their effects on respiration, arterial blood gases and airway-resistance in seven comparable groups each of 11 or 12 healthy patients. One day preoperatively 3 ml of a placebo (physiological NaCl-solution) or promethazine 0,5 mg/kg, meperidine 1,0 mg/kg, fentanyl 0,002 mg/kg, droperidol 0,1 mg/kg or thalamonal 0,004 ml/kg were administered intramuscularly.

The following parameters were measured:

a) Airway-resistance and FRC (body plethysmography)

b) respiratory frequency, tidal volume, respiratory minute volume (spirometry)

c) partial pressures of oxygen and carbon dioxide as well as pH in arterialized blood from the earlobe (blood gas analysis).

The following results were obtained:

1. 50 and 90 min after the intramuscular injection of promethazine 0,5 mg/kg the airway-resistance decreases significantly. There is no depression of respiration, no change in pulmonary mechanics and blood gases. Side effects as hypotension and motoric restlessness were not observed in the dosage used.

2. Diazepam 0,2 mg/kg i.m. produced a sufficient light sedation. Airway-resistance and FRC remained constant. The partial pO_2 increased significantly

with no change in pCO_2. Diazepam therefore in the dosage used proves a good drug for premedication of elderly patients.

3. The intramuscular injection of meperidine 1,0 mg/kg produces good analgesia and extensive psychic indifference of the premedicated patients as well as some depression of respiration. This however has no clinical meaning in pulmonary healthy patients. The respiratory minute volume decreases significantly by 10% and the arterial pCO_2 increases correspondingly. The resting exspiratory level declines towards the exspiratory position causing a decrease in FRC with increased airway-resistance. The relation of conductance to FRC however remains unchanged, therefore excluding increased airway-resistance by bronchoconstriction.

4. Intramuscular injection of the short acting analgesic fentanyl 0,002 mg/kg produces a significant respiratory depression outlasting the 90 minute-period of investigation. The respiratory minute volume is reduced by 15% while there is an increase in paCO_2 by 3,3–2,6 mmHg and a decrease of paO_2 by 5–3 mmHg. Changes are obvious at the first measurement 20 minutes after injection. The slight respiratory acidosis is compensated for by the buffer capacity of the blood. There is no change in pH. The alterations in body-plethysmographic measurements correspond with the findings seen with meperidine. There is no broncho-constrictory action with this dosage of fentanyl.

5. Droperidol and thalamonal produced temporary disturbances of pulmonary mechanics in 8 out of 23 patients. Increased alveolo-extrathoracic pressure differences were observed as well as reduced exspiratory flow and slowing of exspiration. The inspiratory airway-resistance remained chiefly unchanged while the exspiratory resistance in some cases increased considerably. So far these disturbances of pulmonary mechanics were attributed to extrapyramidal rigidity which is caused by high doses of butyrophenon derivatives. Bodyplethysmography and clinical observations especially during induction of neurolept anaesthesia in man as well as animal experiments in dogs point to an additional obstruction in the upper airways (larynx). Analysis of resistance curves and pneumotachograms do not support the view of increased resistance to flow at the level of the bronchi.

Literatur

1. ADAM, J.: Einführung in die medizinische Statistik, 225–229. Berlin: VEB-Verlag Volk und Gesundheit 1966.
2. ADRIANI, J.: Premedication – old idea and new drugs. J. Amer. med. Ass. **171**, 1086 (1959).
3. —, The Chemistry of Anesthesia. Springfield: Charles C. Thomas 1956.
4. —, The Pharmacology of Anesthetic Drugs. Springfield: Charles C. Thomas 1960.
5. AHNEFELD, F. W.: Nebenwirkungsarme Phenothiazin-Medikation in der Chirurgie. Anaesthesist **7**, 230 (1960).
6. AKERT, K., HUMMEL, P.: Anatomie und Physiologie des limbischen Systems. Basel: Hoffmann-La Roche 1963.
7. ALBERT, S. N., HENLEY, E. E., ALBERT, C. A.: Rectal Thiopental. Anesth. and Analg. Curr. Res. **38**, 56–60 (1959).
8. AMBACHE, N.: Pharmacol. Rev. **7**, 467 (1955).
9. ANDERSEN, O. S., ENGEL, K., JÖRGENSEN, K., ASTRUP, P.: A micro method for the determination of pH, carbondioxide tension, base excess and standard bicarbonate in capillary blood. J. clin. Lab. invest. **12**, 172 (1960).
10. BEECHER, H. K.: Preanesthetic Medication. J. Amer. med. Ass. **157**, 242–243 (1955).
11. BELLEVILLE, J. W., SEED, J. C.: Respiratory carbon dioxide response curve computer. Science **130**, 1079 (1959).
12. —, —, The effects of drugs on the respiratory response to carbon dioxide. Anesthesiology **21**, 727 (1960).
13. BENZER, H., BRUNNER, J., LEMPERT, J., MUHAR, F.: Neuroleptanalgesie und Atmung. Atemmechanische und blutgasanalytische Untersuchungen. Anaesthesist **16**, 189–199 (1967).
14. —, —, —, Neuroleptanalgesie und Atmung. Anaesthesist **16**, 7 (1967).
15. —, PALL, H.: Die postoperative Ventilation nach Eingriffen in Neuroleptanästhesie (NLA). Anaesthesist **17**, 1 (1968).
16. —, MUHAR, F., PALL, H.: Zur Frage der bronchokonstriktorischen Wirkung von Fentanyl. Anaesthesist **17**, 10–321 (1968).
17. BERGMANN, H.: Über die Beeinflußbarkeit der Darmfunktion durch Praemedikation und Narkose. Anaesthesist **14**, 263 (1965).
18. —, Neuroleptanalgesie; Klinik und Fortschritte. III. Bremer NLA Symposion 1966. 219. Stuttgart: F. K. Schattauer 1967.
19. BERNARD, C.: Lecons sur les anesthesiques et sur l'asphyxie. Paris: Baillière et Fils 1875.
20. —, Claude Bernard's lectures at the college de France: The combined action of morphia and Chloroform. Lancet **2**, 285 (1870).
21. BOUCQUEMONT, J. A.: Klinischer Versuch mit Valium Roche in der Anaesthesiologie. Diss. Lyon 26. 6. 1964.
22. BOVET, D., STAUB, A. M.: Action protective des éthers phenoliques au cours de l'intoxication histaminique. C. R. Soc. Biol. (Paris) **124**, 547 (1937).
23. BRISCOE, W. A., DUBOIS, A. B.: The relationship between airway resistance, airway Conductance and lung volume in subjects of different age and body size. J. clin. Invest. **37**, 1279 (1958).

24. Bross, W., Aronski, A.: Neue Mittel in der Praemedikation. Anaesthesist 15, 36 (1966).
25. Brown, A.: Neuroleptanalgesia. The present position for Neurosurgery. Irish J. med. Sci., p. 535–540. November 1963.
26. Brown, G.: Notes on 300 cases of general anaesthesia combined with narcotics. Lancet 1, 1005 (1911).
27. Bruck, H., Gerstenbrand, F., Prosenz, P.: Klinische Erfahrungen mit Diazepam bei spastischen Paresen und reflektorischen Muskelspasmen. In: Muskel und Psyche, 129–132. Hrsg. Hoff, H., Tschabitscher, H., Kryspin-Exner, K. Basel, New York: S. Karger 1964.
28. Buhr, G., Henschel, W. F.: Kreislaufuntersuchung während der Neuroleptanalgesie. „Die Neuroleptanalgesie". Berlin-Heidelberg-New York: Springer 1966.
29. Burn, J. H.: The pharmacology of chlorpromazine and promethazine. Proc. roy. Soc. Med. 47, 617 (1954).
30. Buxton, D. W.: The choice of the anaesthetic. Proc. Roy. Soc. Med. 63, 3 (1910).
31. Buzzi, A., Cibeira, J., Apolinaro, E.: Valoracion clinica e instrumental de un nuevo relajante muscular: el Ro 5-2807. Pren. méd. argent. 49, 625–629 (1962).
32. Cahn, J., Campman, L.: Anaesthesist 3, 155 (1954).
33. Clement, A. T., Benazon, D.: Reactions to other drugs in patients taking monoamine-oxidase inhibitors. Lancet 2, 197 (1962).
34. Cohen, E. N., Beecher, H. K.: Narcotics in preanesthetic medication: a controlled study. J. Amer. med. Ass. 147, 1664–1668 (1951).
35. Collins, C. U.: Scopolamin and morphin as a preliminary to general anesthesia. J. Amer. med. Ass. 54, 1051 (1910).
36. Comroe, J. H., Jr., Dripps, R. D.: Reactions to morphine in Ambulatory and Bed Patients. Surg. Gynec. Obstet. 87, 221–224 (1948).
37. —, Forster, E., Du Bois, A. B., Briscoe, W. A., Carlsen, E.: Die Lunge. Klinische Physiologie und Lungenfunktionsprüfungen. Stuttgart: K. H. Schattauer 1964.
38. Corssen, G., Domino, E. F., Sweet, R. B.: Neuroleptanalgesia and anaesthesia: pharmacologic and clinical considerations. Anesthesia Analgesia 43, 748 (1964).
39. —, —, —, Anesth. Analg. Curr. Res. 6, 748 (1964).
40. Courvoisier, S., Fournel, J., Duerot, R., Kolsky, M., Koetschet, P.: Properties pharmacodynamiques du chlorhydrate de chloro-3-(di-methylamino-3-propyl) 10 phenothiazine. Arch. int. Pharmacodyn. 92, 305 (1953).
41. Cullen, S. C., Rovenstine, E. A.: Sodium thioethamyl-anesthesia: Preliminary report of observations during its clinical use. Anesth. Analg. Curr. Res. 17, 201 (1938).
42. Dayman, E.: Mechanics of airflow in health and in emphysema. J. clin. Invest. 30, 1175 (1951).
43. De Castro, G., Mundeleer, P.: Déhydrobenzperidol ou R 4749, un nouveau neuroleptique de la série des butyrophenones. Vortrag I. Congr. Europ. d'Anesthesiologie, Vienne 1962.
44. Denhoff, E.: Cerebral Palsy-pharmacological approach. Clin. Pharmacol. Ther. 5, No. 6, Part II, 947–954 (1964).

45. DENHOFF, E.: Diazepam (Valium) in cerebral Palsy. A Comparison of uncontrolled Office Studies versus a controlled Team Study. R. I. med. J. 47, 429–431 (1964).
46. DOBKIN, A. B., ISRAEL, J. S., BYLES, P. H.: Innovan-N_2O anesthesia in normal men: effect on respiration, circulatory dynamics, liver function, metabolic function, acid-base balance, and psychic responses. Canad. Anesth. Soc. J. 11, 41 (1964).
47. —, LEE, P. K. Y., BYLES, P., ISRAEL, J. S.: Neuroleptanalgesics: a comparison of the cardiovascular, respiratory and metabolic effects of innovan and thiopentone plus methotrimeprazine. Brit. J. Anaesth. 35, 694 (1963).
48. —, —, BYLEN, H.: Neuroleptanalgesics. 2. Laboratory evaluation of combination of analgesics and neuroleptics with nitrous oxide. Canad. Anaesth. Soc. J. 12, 39–66 (1965).
49. —, GILBERT, R. G. B., LAMOUREUX, L.: Physiological effects of chlorpromazine. Anaesthesia 9, 157 (1954).
50. —, —, MELVILLE, K. I.: Chlorpromazine: Review and investigation as Premedicant in Anesthesia. Anesthesiology 17, 135 (1956).
51. DREW, J. H., DRIPPS, R. D., COMROE, J. H.: The effect of morphine upon the circulatory and respiratory responses to tilting. Anesthesiology 7, 44–61 (1946).
52. —, —, —, Clinical Studies on Morphine. Anesthesiology 7, 44 (1946).
53. DRIPPS, R. D.: Preanesthetic Medication. The Pharmacological Basis of Therapeutics. Ed. 2, p. 57–60. New York: The Macmillan Comp. 1956.
54. —, COMROE, J. H.: Clinical studies on morphine administered intravenously and intramuscularly upon the respiration in man. Anesthesiology 6, 462 (1945).
55. —, VANDAM, L. D., PIERCE, E. C., OECH, S. R., LURIE, A. A.: Use of Chlorpromazine in Anesthesia and Surgery. Ann. Surg. 142, 774 (1955).
56. DROLET, H., BOISVERT, M.: Clinical Value of rectal Thiopenthone in Pediatric Anaesthesia. Canad. Anaesth. Soc. J. Vol. 12, 154–160 (1965).
57. DU CAILAR, J., RIOUX, J., MARRES, F., ROQUEFEUIL, B., LEFEBVRE, F.: Effects du diazepam (Valium) sur la ventilation et la consommation d'oxygène. Vortrag: Congrès d'Anesthésiologie, Athen, Sept. 1965.
58. DUNDEE, J. W.: A review of chlorpromazine hydrochlorid. Brit. J. Anaesth. 26, 357 (1954).
59. —, Thiopentone as a factor in the production of liver disfunction. Brit. J. Anaesth. 27, 14 (1955).
60. —, Chlorpromazine as adjuvant in relief of chronic pain. Brit. J. Anaesth. 29, 28 (1957).
61. —, LOVE, W. J., MOORE, J.: Alterations to somatic pain associated with anaesthesia. Brit. J. Anaesth. 35, 597 (1963).
62. —, MOORE, J., LOVE, W. J., NICHOLL, R. M., CLARKE, R. S. J.: Studies of drugs given before Anaesthesia. VI: The Phenothiazine Derivatives. Brit. J. Anaesth. 37, 601 (1965).
63. —, NICHOLL, R. M., CLARKE, R. S. J., MOORE, J., LOVE, W. J.: Studies of drugs given before Anaesthesia. VII: Pethidine-Phenothiazine combinations. Brit. J. Anaesthesia 37, 332 (1965).
64. —, ARMSTRONG, A. G., ALEXANDER, J. P.: A comparison of the effects on atropin on the course and sequelae of thiopentone anesthesia. Brit. J. Anaesth. 36, 39 (1964).

65. DUNDEE, J. W., SCOTT, W. E. B.: Effect of phenothiazine derivatives on thiobarbiturate narcosis. Anesth. Analg. Curr. Res. 37, 12 (1958).
66. —, ANNIS, D.: Brit. J. Anaesth. 27, 114 (1955).
67. DUTTA, N. K.: Some pharmacological properties common to atropin, pethidin, procaine, and quinidine. Brit. J. Pharmacol. 4, 197 (1949).
68. ECKENHOFF, J. E.: The incidence and etiology of post-anesthetic excitement. Anesthesiology 22, 667 (1961).
69. —, OECH, S. R.: The effects of narcotics and antagonists upon respiration and circulation in man. Clin. Pharmacol. Ther. 1, 483 (1960).
70. —, HELRICH, M., RALPH, W. D.: Effects of promethazine upon respiration and circulation of man. Anesthesiology 18, 703 (1957).
71. —, —, Study of narcotics and sedatives for use in preanesthetic medication. J. Amer. med. Ass. 167, 415–422 (1958).
72. —, HEGE, M. J. D., JONES, R. E.: Respiratory Hazards of Opiates and other Narcotic Analgesics. Surg. Gynec. Obstet. 101, 701–708 (1955).
73. —, HELRICH, M., HEGE, M. J. D.: Method of studying respiratory function in awake or anesthetizesed patients. Anesthesiology 17, 66 (1956).
74. EGBERT, L. D., NORTON, M. L., ECKENHOFF, J. E., DRIPPS, R. D.: Comparison in man of promethazine, secobarbital and meperidine alone and in combination on certain respiratory functions and for use in pre-anesthetic medication. Sth. med. J. (Bgham, Ala.) 51, 1173 (1958).
75. —, BATTIT, G. E., TURNDORF, H., BEECHER, H. K.: The value of the preoperative visit by an anesthetist. J. Amer. med. Ass. 185, 553–555 (1963).
76. EGER, E. I.: Atropine, scopolamine and related compounds. Anesthesiology 23, 365–383 (1962).
77. EISLEB, O., SCHAUMANN, O.: Dolantin, ein neuartiges Spasmolytikum und Analgetikum. Dtsch. med. Wschr. 65, 967 (1939).
78. FELDMAN, R. S.: A comparison of the benzodiazepines with other tranquilizers during conflict and chronic anxiety states in rats. Vortrag III Collegium Internationale Neuropsychopharmacologicum, München vom 2.–5. 9. 1962.
79. —, LEWIS, E.: Response differences of Psychotropic Drugs in Cats during Chronic Anxiety States. J. Neuropsychiat., 3. Suppl. 1, 27–41 (1962).
80. FISCHER, F. J., HOUTZ, S. J.: Clinical and Electromyographic Evaluation of Chlordiazepoxide, Diazepam and Meprobamate in Patients with Cerebral Palsy. West Med. 4, Special Suppl. 26–33 (1963).
81. —, —, The effect of Diazepam in the Treatment of Children with cerebral Cerebr. Palsy Bull. 25, No. 6, 3–6 (1964).
82. FLICKINGER, H., FRAIMOW, W., CATHCART, R. T., NEALON, T. F. Jr.: Effect of thiopental induction on cardiac output in man. Curr. Res. Anesth. 40, 693 (1961).
83. —, —, FOLDES, F. F.: Neuroleptanalgesie; Klinik und Fortschritte. III Bremer NLA-Symposion 1966, S. 221. Stuttgart: F. K. Schattauer 1967.
83a.—, —, —, (Ibbid. pp. 200).
84. FOLDES, F. F.: Die Methode der Neuroleptanästhesie für operative Eingriffe, die keine endotracheale Intubation und Muskelrelaxierung erfordern. Neuroleptanalgesie; Klinik und Fortschritte. Stuttgart: F. K. Schattauer 1967.
85. —, SWERDLOW, M., SIKER, E. S.: „Morphinartige Analgetika und ihre Antagonisten". Anaesthesiologie und Wiederbelebung 25, 112–128. Berlin-Heidelberg-New York: Springer 1968.

86. FOLDES, F. F., ZEEDICK, F. J., KOUKAL, L. R.: The effects of narcotic analgetics and narcotic antagonists on respiration. Amer. J. Med. Sci. 233, 153 (1957).
87. FREY, U.: Anwendungsmöglichkeiten eines neuen Benzodiazepinderivates, „Valium" Roche, in der inneren Medizin. Ther. Umsch. 20, 28–233 (1964).
88. GARDOCKI, J. F., YELNOSKY, J.: A study of some of the pharmacologic actions of fentanyl citrate. Toxicol. appl. Pharmacol. 6, 48 (1964).
89. GEMPERLE, M.: Kreislauf und Neuroleptanalgesie. I. Europ. Anaesthesie-Kongreß, Wien 1962.
90. —, Verbesserung der postoperativen Hypoxie nach Neuroleptanalgesie. Die Neuroleptanalgesie, 103. Berlin-Heidelberg-New York: Springer 1966.
91. —, GRÜNINGER, B.: Blutgasanalysen nach Neuroleptanalgesie Typ II. Anaesthesist 13, 6 (1964).
92. GLEICHMANN, U., LÜBBERS, W. D.: Die Messung des Sauerstoffdruckes in Gasen und Flüssigkeiten unter besonderer Berücksichtigung der Messung im Blut. Pflügers Arch. ges. Physiol. 271, 431 (1960).
93. —, —, Die Messung des Kohlensäuredruckes in Gasen und Flüssigkeiten mit der PO_2-Elektrode unter besonderer Berücksichtigung der gleichzeitigen Messung von PO_2, PCO_2 und pH im Blut. Pflügers Arch. ges. Physiol. 271, 456 (1960).
94. GOODMAN, L. S., GILLMAN, A.: The Pharmacologic Basis of Therapeutics. Ed. 2. (P. 266–270: Meperidine and Congeners). New York: The Macmillan Comp. 1956.
94a. —, —, (Ibid. pp. 216–280).
95. GRABOW, L., L'ALLEMAND, H.: Zum Verhalten der arteriellen Blutgase nach Thoraxoperationen unter Halothannarkose und Neuroleptanalgesie (NLA Typ II). In: Die Neuroleptanalgesie, 99–102. Hrsg. HENSCHEL, W. F. Berlin-Heidelberg-New York: Springer 1966.
96. GRAVENSTEIN, J. S., BEECHER, H. K.: Effect of preoperative Medication with morphine on postoperative Analgesia with morphine. J. Pharmacol. exper. Ther. 119, 506–512 (1957).
97. HARRISON, G. A., VANIK, P. E.: The effect of atropine on laryngeal spasm before and during cyclopropane inhalation in cats anesthetised with urethane. Brit. J. Anaesth. 35, 760–764 (1963).
98. HASLETT, W. H. K.: A controlled Study of Diazepam and Chlordiazepoxide as Premedicant for a standard Operation. In: „Diazepam in Anaesthesia", 19–24. Hrsg. KNIGHT, P. F., BURGESS, C. G. Bristol: John Wright & Sons 1968.
99. HAUENSCHILD, E.: Prophylaxe des postoperativen und postnarkotischen Erbrechens. Anaesthesist 12, 207 (1963).
100. HELLEWELL, J.: Induction of Anaesthesia with Diazepam. In: Diazepam in Anaesthesia, 47–51. Hrsg. KNIGHT, P. F., BURGESS, C. G. Bristol: John Wright & Sons 1968.
101. HENDRICKSE, R. G., SHERMAN, P. M.: Therapeutic trial of diazepam in tetanus. Lancet 738, 737–738 (1965/I).
102. HENSCHEL, W. F.: Die Neuroleptanalgesie. II. Bremer Neurolept-Symposion. Berlin-Heidelberg-New York: Springer 1966.
103. —, Erfahrungen mit der Neuroleptanalgesie. Bremer Ärzteblatt 17, 10 (1964).
104. HERZOG, H.: Atmung und Emotion. In: „Muskel und Psyche". Hrsg. HOFF, H., TSCHABITSCHER, H., KRYPSIN-EXNER, K. Basel-New York: Karger 1964.

105. Hewitt, F. W.: Anaesthetics and Their Administration. Fourth Edition, London: Macmillan 1912.
106. Higuera, F.: Tratamiento del tetanos. Rev. méd. (Mèx.) 3, 135–144 (1964).
107. Hoff, F.: Klinische Physiologie und Pathologie. 6. Aufl. Stuttgart: Thieme 1962.
108. Holderness, M. C., Chase, P. E., Dripps, R. D.: Use of a narcotic analgesic and a butyrophenone with nitrous oxyde for general anesthesia in adults. Anesthesiology 24, 336 (1963).
109. Houde, R. W., Wallenstein, S. L.: Analgesic power of chlorpromazine alone and in combination with morphine. Fed. Proc. 14, 353 (1955).
110. Inglis, J., Barrow, M. E.: Premedication, a reassessment. Proc. roy. Soc. Med. 58, 29 (1965).
111. Jackson, C. L., Smith, D.: Analgesic properties of mixtures of Chlorpromazine with morphine and meperidine. Ann. intern. Med. 45, 640 (1956).
112. Janssen, P. A. J.: A Review of the chemical features associated with strong morphine-like activity. Brit. J. Anaesth. 34, 260 (1962).
113. —, Zur Frage des Abbaus und der Ausscheidung der bei der Neuroleptanalgesie zur Anwendung kommenden Pharmaka. In: Die Neuroleptanalgesie, 15–21. Hrsg. Henschel, W. Berlin-Heidelberg-New York: Springer 1966.
114. —, Niemegeers, C. J. E., Schellekens, K. H. L., Verbruggen, F. J., van Nueten, J. M.: The pharmacology of dehydrobenzperidol (R. 4749), a new potent and short acting neuroleptic agent chemically related to haloperidol. Arzneimittel-Forschung 13, 205 (1963).
115. Jones, R. E., Deutsch, S., Turndorf, H.: Effects of Atropine on cardiac rhythm in conscious and anesthetized man. Anesthesiology 22, 67–73 (1961).
116. Just, O. H., Stehlin, H. G.: Die medikamentöse Narkosevorbereitung. Z. prakt. Anaesthesie und Wiederbelebung 2, Heft 2, 65–76 (1967).
117. Keats, A. S., Telford, J., Kurosu, Y.: „Potentiation" of Meperidine by Promethazine. Anesthesiology 22, Nr. 1, 34–41 (1961).
118. —, Kurousu, Y., Telford, J.: Studies of analgetic Drugs: Anileridine dihydrochloride. Anesthesiology 18, 690 (1957).
119. —, Girgis, Z. K.: Respiratory depression associated with relief of pain by narcotics. Anesthesiology 29, 1006 (1968).
120. Keats, S.: Dystonia Musculorum Deformans Progressiva. Experience with Diazepam. Dis. nerv. Syst. 24, 624–629 (1963).
121. —, Morgese, A., Nordlund, T.: The Role of Diazepam in the Comprehensive Treatment of Cerebral Palsied Children. West. Med. 4, Special suppl. 22–25 (1963).
122. Keeri-Szanto, M., Telmosse, Fr., Trop, D.: Anesthetic time/dose curves v. data on neuroleptic drugs with remarks about their action. Canad. Anaesth. Soc. J. 10, 484 (1963).
123. Kestler, O. C.: The Effect of Diazepam in the Treatment of Over-Riding Fractures. West. Med. 4, Special Suppl., 44–46 (1963).
124. Kilam, E. K., Killam, K. F.: In: Fields, W. S., Brain Mechanisms and Drug Action, a Symposium. Springfield: Charles C. Thomas 1967.
125. Korff, B.: Die Narkose des Herrn Dr. Schneiderlin. Münch. med. Wschr. 48, 1169 (1901).

126. KÖRNEY, ST.: Die praktisch wichtigen Syndrome in der Neurologie, mit besonderer Berücksichtigung der akuten Krankheitsbilder. Klin. der Gegenwart, 9, 477. München-Berlin: Urban & Schwarzenberg 1959.
127. KRAKOWSKI, A. J.: Long-Term Study of a new Psychotropic Drug – in Private Psychiatric Practice. Psychosomatics 4, 44–51 (1963).
128. KREUSCHER, H.: Der Einfluß des Dehydrobenzperidols auf die Kontraktilität des Herzmuskels. „Die Neuroleptanalgesie", 66. Berlin-Heidelberg-New York: Springer 1966.
129. LABBE und GUYON: Zit. nach HEWER und LEE: Recent advantages in Anaesthesia and Analgesia. London: Churchill 1957.
130. LABORIT, H., HUGUENARD, P.: Pratique l'hibérnotherapie en chirurgie et en médicine. Paris: Masson Comp. 1954.
131. LAMBERTSON, C. J.: Carbon dioxide and respiration in acid-base homeostasis. Anesthesiology 21, 642 (1960).
132. LAWIN, P.: Der alte Patient und Anaesthesie. Anaesthesist 14, 103 (1965).
133. LEAR, E., SUNTAY, R., FISCH, H. J., CHIRON, A. E., PALLIN, I. M.: Ataraxic Drugs in Preanesthetic Medication. Blind Studies in 1852 Patients. Anesthesiology 22, 529–536 (1961).
134. —, CHIRON, A. E., PALLIN, I. M.: Chlorpromazine-adjunct to premedication. N.Y. med. J. 55, 1853 (1955).
135. —, —, —, Clinical study on mechanism of action of chlorpromazine. J. Amer. med. Ass. 163, 30 (1957).
136. —, —, —, Some interesting pharmacodynamic properties of chlorpromazine. J. clin. exp. Psychopath. 17, 147 (1965).
137. LEUSCHNER, A., ULMER, W. T.: Bronchitishäufigkeit bei stärkerer Staubbelastung. Arch. Gewerbepath. Gewerbehyg. 23, 251–269 (1967).
138. —, —, Untersuchungen zwischen intrathorakalem Gasvolumen, Vitalkapazität, 1-Sekundenwert und Strömungswiderstand in den Atemwegen sowie über die Zuverlässigkeit des 1-Sekundenwertes als Maß des Strömungswiderstandes. Beitr. Klin. Tuberk. 136, 289 (1967).
139. LINDER, A.: „Planen und Auswerten von Versuchen", 14–29. Basel: Birkhäuser 1959.
140. LIST, W. F., GRAVENSTEIN, J. S.: Atropin und Skopolamin. Anaesthesist 14, 154 (1965).
141. VON LOEPER, H.: Zur Pharmakologie der in der Neuroleptanalgesie verwendeten Substanzen. Neuroleptanalgesie-Symposion Konstanz 10. und 11. 4. 1965.
142. LOESCHKE, H., SWEEL, H. A., KOUGH, R. H., LAMBERTSEN, G.: The effect of morphine and of meperidine upon the respiratory response of normal men to low concentrations of inspired carbon dioxide. J. Pharmacol. exper. Ther. 108, 376 (1953).
143. LOEW, P. G., THEWS, G.: Die Altersabhängigkeit des arteriellen Sauerstoffdruckes bei der berufstätigen Bevölkerung. Klin. Wschr. 40, 1093 (1962).
144. LUTZ, H.: Diazepam in der Operationsvorbereitung. Anaesthesist 15, 42 (1966).
145. MARSBOOM, R.: Neuroleptanalgesie bij dieren: algemene anesthesie zonder barbituraten. T. Diergeneesk. 88, 482 (1963).
146. —, MORTELMANS, J., VERGRUYSSE, J., THIENPONT, D.: Neuroleptanalgesia in monkeys. Veterin. Record 75, 132 (1963).

147. MARSBOOM, R., VERSTRAETE, A., THIENPONT, D., MATTHEUWS, D.: The use of haloanisone and phentanyl for neuroleptanalgesia in dogs. Brit. vet. J. 120, 466 (1964).
148. MASPOLI, M.: Le valium, son action sur la respiration. Schweiz. med. Wschr. 97, 320 (1967).
148b. MCDERMOTT, T. F., PAPPER, E. M.: Respiratory complications associated with Demerol. N.Y. J. med. 50, 1721 (1950).
149. McGOWAN, J. M., HENDERSON, F. F.: A comparative study of the action of Demerol and opium alkaloids in relation to biliary Spasm. Surgery 23, 211 (1948).
150. MILCZOCH, F., WITEK, F.: Zum Einfluß eines Psychopharmakons auf die Atmung. In: „Muskel und Psyche", 254–259. Hrsg. HOFF, H., TSCHABITSCHER, H., KRYSPIN-EXNER, K. Basel-New York: Karger 1964.
151. MILLER, W. F., BASHOUR, F. A.: Cardiopulmonary changes in obesity. Clin. Anesth. 3, 127 (1963).
152. MITCHELL, M., WATANABE, S., RENZETTI, A. D., Jr.: Evaluation of airway conductance measurements in normal subjects and patients with chronic obstructive pulmonary disease. Am. Rev. resp. Dis. 96, 4, 685 (1967).
153. MOESCHLIN, S.: Therapie-Fibel der Inneren Medizin. Medizin für Klinik und Praxis, 255. Stuttgart: Thieme 1965.
154. MORTON, W. J.: Memoranda relating to the discovery of surgical anaesthesia and Dr. William T. G. Morton's relation to this event. Post Graduate N.Y. 20, 333 (1905).
155. MOYER, J. H., KENT, B., KNIGHT, R., MORRIS, G., HUGGINS, R.: Laboratory and clinical observations on chlorpromazine; hämodynamic and toxological studies. Amer. J. med. Sci. 227, 283 (1954).
156. NAURATH, J., FRANKE, D., SCHLOSSER, V.: Nebenerscheinungen der Phenothiazine in der Chirurgie. Anaesthesist 1, 230 (1960).
157. NOLTE, D.: Moderne Lungenfunktionsdiagnostik bei obstruktiven Atemwegserkrankungen: Die Ganzkörperplethysmographie. Med. Welt 46, 2746 (1967).
158. —, ULMER, W. T.: Über die Abhängigkeit des intrathorakalen Gasvolumens vom Ausmaß der Atemwegsobstruktion. Experimentelle Stenoseatmung und pharmakodynamischer Bronchospasmus bei gesunden Versuchspersonen. Z. ges. exp. Med. 147, 129–142 (1968).
159. —, —, Die Strömungswiderstände im normalen Tracheobronchialbaum und bei obstruktiven Atemwegserkrankungen. Beitr. Klin. Tuberk. 136, 320 bis 329 (1967).
160. —, REIF, E., ULMER, W. T.: Die Ganzkörperplethysmographie. Methodische Probleme und Praxis der Bestimmung des thorakalen Gasvolumens und der Resistancemessung bei Spontanatmung. Respiration 25, (Basel) 14–34 (1968).
161. NUNN, J. F., BERGMANN, N. A.: The effect of Atropin on pulmonary gas exchange. Brit. J. Anaesth. 36, 68 (1964).
162. ORKIN, L. R., BERGMAN, P. S., NATHANSON, M.: Effect of atropine, scopolamine and meperidine on man. Anesthesiology 17, 30 (1965).
163. —, EGGE, R. K., ROVENSTINE, E. A.: Effect of Nisentil, Meperidine and Morphine on Respiration in Man. Anesthesiology 16, 699–707 (1955).
164. PALMER, H.: Potentiation of Meperidine. Brit. med. J. 2, 944 (1960).
165. PARKES, M. W.: The Pharmakology of Diazepam. In: Diazepam in Ansthesia, 1–7. Bristol: John Wright & Sons 1968.

166. PERKS, E. R.: Monoamine oxidase inhibitors. Anaesthesist 19, 376 (1964).
167. PFLÜGER, H.: Kurzlehrbuch der modernen Anästhesie. Stuttgart: Schattauer 1967.
168. PIGNATARO, F. P.: Experience with Chemotherapy. In: Refractory Psychiatric Disorders. Curr. ther. Res. 4, 389–398 (1962).
169. PÖLDINGER, W.: Kompendium der Psychopharmakologie. „Roche" 1967.
170. PRESCOTT, F., RANSOM, S. G., THORP, R. H., WILSON, A.: Lancet 1949, 340.
171. RAHN, H., FENN, W. O., OTIS, A. B.: Daily variations of vital capacity, residual air and exspiratory reserve, including a study of the residual air method. J. appl. Physiol. 1, 725 (1949).
172. RANDALL, L. O.: Zur Pharmakologie von Valium, einem neuen Psychopharmakon der Benzodiazepinreihe. Schweiz. med. Wschr. 93, 794 (1963).
173. —, HEISE, G. A., SCHALLEK, W., BAGDON, R. E., BANZIGER, R., BORIS, A., MOE, R. A., ABRAMS, W. B.: Pharmacological and Clinical Studies on Valium (T.M.). A new Psychotherapeutic Agent of the Benzodiazepine Class. Curr. ther. Res. 3 (USA), 405–425 (1961).
174. SADOVE, M. S.: Promethazine in Surgery. J. Amer. med. Ass. 162, 712 (1956).
175. SAUERWEIN, W.: Die potenzierende Wirkung von Antihistaminkörpern auf die Narkose. Anaesthesist 2, 39 (1953).
176. SCHAPER, W. K. A., JAGENAU, A. H. M., BOGAARD, J. M.: Hemodynamic and respir. responses to dehydrobenzperidol (R. 4749), a potent neuroleptic compound in intact anaesthetized dogs. Arzneimittel-Forschung 13, 205 (1963).
177. SCHLUNGBAUM, H.: Schmerzbekämpfung mit Dolantin, einem synthetisch hergestellten Spasmolytikum und Analgetikum. Med. Klin. 35, 1259 (1939).
178. SCHMIDT, K.: Blutgasanalytische Untersuchungen über die atemdepressorische Wirkung zweier gebräuchlicher Analgetica. Anaesthesist 12, 6 (1963).
179. —, Vergleichende Untersuchung über die Wirkung der Barbiturat-Lachgas-Intubationsnarkose und die kombinierte Neuroleptanalgesie auf die Haemodynamik. In: Die Neuroleptanalgesie. Anaesthesie und Wiederbelebung, 9, 79–89. Berlin-Heidelberg-New York: Springer 1966.
180. SHEARER, W. M.: The evolution of premedication. Brit. J. Anaesth. 32, 219–225 (1960).
181. SHERSHIN, P. H., KATZ, S. S.: Diazepam in the treatment of Tetanus. Report of a case following Tooth extraction. Clin. Med. 71 (USA), 362–366 (1964).
182. SIKER, E. S., WOLFSON, B., STEWART, W. D., CICCARELLI, H. E.: The effects of Fentanyl and Droperidol, alone and in combination, on pain thresholds in human volunteers. Anesthesiology 29, 4, 834 (1968).
183. SMITH, T. C., STEPHEN, G. W., ZEIGER, M. A., WOLLMAN, H.: Effects of Premedicant Drugs on Respiration and Gas Exchange in Man. Anesthesiology 5, 883–890 (1967).
184. SPENCER, G. T., SMITH, S. E.: Dangers of monoamine oxidase inhibitors. Brit. med. J. 1, 750 (1963).
185. TAYLOR, H. E., DOERR, J. C., CHARIB, A., FAULCONER, A., Jr.: Effect of preanesthetic medication on ether content of arterial blood required for surgical anesthesia. Anesthesiology 18, 849 (1957).

186. THEWS, G.: Ein Microanalyseverfahren zur Bestimmung der O_2-Drucke in kleinen Blutproben. Pflügers Archiv ges. Physiol. **276**, 89 (1963).
187. TSCHABITSCHER, H., CZERWENKA-WENKSTETTEN, H.: Affekt und Muskelspannung. In: Funktionsabläufe unter emotionaller Belastung, 188–204. Hrsg. FELLINGER, K. Basel-New York: Karger 1964.
188. —, Affekt und Muskelspannung. In: Muskel und Psyche. Hrsg. HOFF, H., TSCHABITSCHER, H., KRYPSIN-EXNER, K. Basel-New York: Karger 1964.
189. ULMER, W. T.: Probleme der Blutgaskontrolle bei chirurgischen Patienten. Langenbecks Arch klin. Chir. **319**, 999–1008 (1967).
190. —, THEWS, G., REICHEL, G.: Klinische Anwendbarkeit einer Mikroanalysenmethode zur Bestimmung des Sauerstoff- und Kohlensäuredruckes im arteriellen Blut aus hyperaemisierten Kapillaren. Verh. dtsch. Ges. inn. Med. **69**, 670 (1963).
191. —, BERTA, G., REICHEL, G.: Sauerstoff- und Kohlensäurepartialdruckmessungen im arteriellen und Ohrläppchenkapillarblut mit stabilisierten Mikroelektroden. Med. thorac. **20**, 235 (1963).
192. —, REICHEL, G.: Untersuchungen über die Altersabhängigkeit der alveolären und arteriellen Sauerstoff- und Kohlensäuredrucke. Klin. Wschr. **41**, 1803 (1965).
193. —, REIF, E., WELLER, W.: Die obstruktiven Atemwegserkrankungen. Stuttgart: Thieme 1966.
193b. WALTON, C. H. A., PENNER, D. W., WILT, J. C.: Sudden death from asthma. Canad. med. Ass. J. **64**, 95 (1951).
194. WEINBERG, W. A.: Control of the Neuromuscular and Convulsive Manifestation of severe Systemic Tetanus: Casereport with a new drug, Valium (Diazepam). Clin. pediat. (Bologna) **3**, 226–228 (1964).
195. WEISS, W. A., MCGEE, J. P.: Promethazine, Adjunct to preoperative Medication. Ann. Surg. **144**, 861 (1956).
196. WENDEL, H., LAMBERTSEN, C. J., LONGENHAGEN, J. B.: Effect of chlorpromazine and meperidine separately and combined on respiration of man. J. Pharmacol. exp. Ther. **119**, 194 (1957).
197. WINTER, C. A.: Potentiating effect of antihistaminic drugs on sedative action of barbiturates. J. Pharmacol. exp. Ther. **94**, 7 (1948).
198. YELNOWSKY, J., KATZ, R., DIETRICH, E.: A study of some of the pharmacologic actions of droperidol. Toxicol. appl. Pharmacol. **6**, 37 (1964).
199. —, FIELD, W. E.: A preliminary report on the use of a combination of droperidol and fentanyl citrate in veterinary medicine. Amer. J. vet. Res. **25**, 1751 (1964).
200. ZINGANELL, K.: Minimale anaesthetische Konzentration von Halothane zur Objektivierung der Wirkung der Praemedikation. Anaesthesist **17**, 47–49 (1968).

Erschienene Bände:

1 Resuscitation Controversial Aspects. Chairman and Editor: Peter Safar. DM 10,—
2 Hypnosis in Anaesthesiology. Chairman and Editor: Jean Lassner. DM 8,50
3 Schock und Plasmaexpander. Herausgegeben von K. Horatz und R. Frey. Vergriffen.
4 Die intravenöse Kurznarkose mit dem neuen Phenoxyessigsäurederivat Propanidid (Epontol®). Herausgegeben von K. Horatz, R. Frey und M. Zindler. DM 21,—
5 Infusionsprobleme in der Chirurgie. Unter dem Vorsitz von M. Allgöwer. Leiter und Herausgeber: U. F. Gruber. DM 7,20
6 Parenterale Ernährung. Herausgegeben von K. Lang, R. Frey und M. Halmágyi. DM 19,60
7 Grundlagen und Ergebnisse der Venendruckmessung zur Prüfung des zirkulierenden Blutvolumens. Von V. Feurstein. DM 9,60
8 Third World Congress of Anaesthesiology. DM 24,—
9 Die Neuroleptanalgesie. Herausgegeben von W. F. Henschel. DM 36,—
10 Auswirkungen der Atemtechnik auf den Kreislauf. Von R. Schorer. DM 14,—
11 Der Elektrolytstoffwechsel von Hirngewebe und seine Beeinflussung durch Narkotica. Von W. Klaus. DM 19,80
12 Sauerstoffversorgung und Säure-Basenhaushalt in tiefer Hypothermie. Von P. Lundsgaard-Hansen. DM 18,—
13 Infusionstherapie. Herausgegeben von K. Lang, R. Frey und M. Halmágyi. DM 39,60
14 Die Technik der Lokalanaesthesie. Von H. Nolte. DM 6,—
15 Anaesthesie und Notfallmedizin. Herausgegeben von K. Hutschenreuter. DM 48,—
16 Anaesthesiologische Probleme in der HNO-Heilkunde und Kieferchirurgie. Herausgegeben von K. Horatz und H. Kreuscher. DM 9,60
17 Probleme der Intensivbehandlung. Herausgegeben von K. Horatz und R. Frey. DM 19,80
18 Fortschritte der Neuroleptanalgesie. Herausgegeben von M. Gemperle. DM 19,80
19 Örtliche Betäubung: Plexus brachialis. Von Sir Robert R. Macintosh und W. W. Mushin. DM 12,—
20 Anaesthesie in der Gefäß- und Herzchirurgie. Herausgegeben von O. H. Just und M. Zindler. DM 39,60
21 Die Hirndurchblutung unter Neuroleptanaesthesie. Von H. Kreuscher. DM 19,80
22 Ateminsuffizienz. Von H. L'Allemand. DM 22,—
23 Die Geschichte der chirurgischen Anaesthesie. Von Thomas E. Keys. DM 48,—
24 Ventilation und Atemmechanik bei Säuglingen und Kleinkindern unter Narkosebedingungen. Von J. Wawersik. DM 32,—
25 Morphinartige Analgetica und ihre Antagonisten. Von Francis F. Foldes Mark Swerdlow, and Ephraim S. Siker. DM 68,—
26 Örtliche Betäubung: Kopf und Hals. Von Sir Robert R. Macintosh und M. Ostlere DM 42,—
27 Langzeitbeatmung. Von Ch. Lehmann. DM 24,—
28 Die Wiederbelebung der Atmung. Von H. Nolte. DM 8,—
29 Kontrolle der Ventilation in der Neugeborenen- und Säuglingsanaesthesie. Von U. Henneberg. DM 19,80

Erschienene Bände (Fortsetzung):

30 Hypoxie. Herausgegeben von R. Frey, K. Lang, M. Halmágyi und G. Thews. DM 48,—
31 Kohlenhydrate in der dringlichen Infusionstherapie. Herausgegeben von K. Lang, R. Frey und M. Halmágyi. DM 18,—
32 Örtliche Betäubung: Abdominal-Chirurgie. Von Sir Robert R. Macintosh und R. Bryce-Smith. DM 38,—
33 Planung, Organisation und Einrichtung von Intensivbehandlungseinheiten am Krankenhaus. Herausgegeben von H. W. Opderbecke. DM 34,—
34 Venendruckmessung. Herausgegeben von M. Allgöwer, R. Frey und M. Halmágyi. DM 24,—
35 Die Störungen des Säure-Basen-Haushaltes. Herausgegeben von V. Feurstein. DM 38,—
36 Anaesthesie und Nierenfunktion. Herausgegeben von V. Feurstein. DM 36,—
37 Anaesthesie und Kohlenhydratstoffwechsel. Herausgegeben von V. Feurstein. DM 24,—
38 Respiratorbeatmung und Oberflächenspannung in der Lunge. Von H. Benzer. DM 16,—
39 Die nasotracheale Intubation. Von M. Körner. DM 28,—
40 Ketamine. Herausgegeben von H. Kreuscher. DM 36,—
41 Über das Verhalten von Ventilation, Gasaustausch und Kreislauf bei Patienten mit normalem und gestörtem Gasaustausch unter künstlicher Totraumvergrößerung. Von O. Giebel. DM 18,—
42 Der Narkoseapparat. Von P. Schreiber. DM 19,80
43 Die Klinik des Wundstarrkrampfes im Lichte neuzeitlicher Behandlungsmethoden. Von K. Eyrich. DM 20,—
44 Der primäre Volumenersatz mit Ringerlactat. Von A. O. Tetzlaff. DM 18,—
45 Vergiftungen: Erkennung, Verhütung und Behandlung. Herausgegeben von R. Frey, M. Halmágyi, K. Lang und P. Oettel. DM 19,80
46 Veränderungen des Wasser- und Elektrolythaushaltes durch Osmotherapeutika. Von M. Halmágyi. DM 19,60
47 Anaesthesie in extremen Altersklassen. Herausgegeben von K. Hutschenreuter, K. Bihler und P. Fritsche. DM 48,—
48 Intensivtherapie bei Kreislaufversagen. Herausgegeben von S. Effert und K. Wiemers. DM 28,—
49 Intensivtherapie beim akuten Nierenversagen. Herausgegeben von E. Buchborn und O. Heidenreich. DM 24,60
50 Intensivtherapie beim septischen Schock. Herausgegeben von F. W. Ahnefeld und M. Halmágyi. DM 30,—
51 Prämedikationseffekte auf Bronchialwiderstand und Atmung. Von L. Stöcker. DM 18,—

In Vorbereitung:

52 Die Bedeutung der adrenergen Blockade für den haemorrhagischen Schock. Von G. Zierott

Lehrbuch der Anaesthesiologie und Wiederbelebung

Zweite, neubearbeitete und erweiterte Auflage

Herausgegeben von Professor Dr. **R. Frey,** F.F.A.R.C.S., Direktor des Institutes für Anaesthesiologie der Universität Mainz; Professor Dr. **W. Hügin,** Direktor des Institutes für Anaesthesiologie der Universität, Bürgerspital, Basel; und Professor Dr. **O. Mayrhofer,** F.A.C.A., F.F.A.R.C.S., Vorstand des Institutes für Anaesthesiologie der Universität Wien; unter Mitarbeit von Univ.-Doz. Dr. H. Benzer, Oberarzt, Institut für Anaesthesiologie der Universität Wien

Mit 430 Abbildungen und 1 Tafel
Etwa 1120 Seiten. Erscheint Frühjahr 1971
Gebunden DM 148,—; US $ 40.70

In den 15 Jahren seit der Erstauflage dieses Werkes ist die Anaesthesiologie im deutschen Sprachraum ebenso wie in aller Welt quantitativ und qualitativ enorm gewachsen. Neue Agentien wurden in die klinische Praxis eingeführt und die Methoden der Narkose und Anaesthesie sind für den Patienten sicherer und angenehmer geworden. Die offene Herzchirurgie, 1955 noch in den Kinderschuhen, hat sich inzwischen bis zur Herztransplantation entwickelt. Und die Anaesthesiologie hat Schritt gehalten: Aus der akuten Reanimation wurde die chronische mit Langzeitbeatmung, künstlicher Ernährung etc. Reanimationszentralen und Intensivtherapiestationen sind aus den Aufwachräumen der 50er Jahre entstanden. Der weitere Fortschritt auf diesem Gebiet ist kaum voraussehbar.
Entsprechend der Ausweitung des Fachgebietes ist auch der Rahmen des Buches größer geworden. Es heißt jetzt „Lehrbuch der Anaesthesiologie und Wiederbelebung" und umfaßt bis zu einem gewissen Grad auch die sogenannte „Intensivmedizin". Auch die Zahl der Autoren hat zugenommen, jedoch ist das Ziel und der Zweck des Buches gleichgeblieben, nämlich eine Gesamtdarstellung der Anaesthesiologie in einem Band zu bieten.

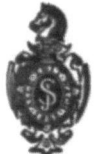

Springer-Verlag
Berlin
Heidelberg
New York

H. von Hayek
Die menschliche Lunge

Von Professor Dr. med. Dr. phil.
Heinrich von Hayek,
Vorstand des Anatomischen
Instituts der Universität
Wien

Zweite, ergänzte und
erweiterte Auflage
Mit 291 zum Teil farbigen
Abbildungen und einer
Falttafel
XII, 380 Seiten. 1970
Gebunden DM 106,—
US $ 29.20

Das Buch soll jeden, der sich mit der menschlichen Lunge beschäftigt, die für seine Fragestellung wichtigen anatomischen Tatsachen und Zusammenhänge vorzeigen; es ist also nicht nur für Anatomen geschrieben, sondern ebenso für Physiologen, Pathologen, Pharmakologen oder Kliniker. Es versucht, die Grundlagen zu bieten für Fragen der Atmung, des Lungenkreislaufes sowie der Stoffwechsel- und Abwehrvorgänge in der Lunge. Die sich aus pathologischen Vorgängen wie Asthma, Emphysem, Ödem, Silikose, Carcinom und Tuberkulose ergebenden Fragestellungen werden, soweit sie die normale Anatomie betreffen, weitgehend berücksichtigt.

Dank der Entwicklung der Elektronenmikroskopie in den 15 Jahren seit dem ersten Erscheinen dieses Bandes wurden vor allem neue Erkenntnisse über die mikroskopische Anatomie der Lunge gewonnen. Dem trägt die zweite Auflage in Text und Bild voll Rechnung. Zahlreiche neue Bilder, besonders elektronenmikroskopische Aufnahmen, wurden in die 2. Auflage aufgenommen.

Inhaltsübersicht

Die Spannungs- und Druckverhältnisse in der Lunge.
Der Thorax. Das Zwerchfell. Die Pleura parietalis. Der allgemeine Aufbau der Lunge. Die Trachea. Das Mesopneumonium. Der Bronchialbaum. Die Lobi pulmonales, Sublobi, Segmente und Lobuli. Der Bau der Bronchialwand. Bronchiolus terminalis und die Alveolenbäumchen. Die Pleura pulmonalis. Die Blutgefäße der Lunge.
Die Anordnung der Vasa pulmonalia. Die systematische Anordnung der Lungenvenen. Einmündung von Lungenvenen in das Cava-System. Die Arteriae bronchiales. Die Anastomosen zwischen Arteria bronchialis und pulmonalis. Die arteriovenösen Anastomosen.
Die Blutversorgung der Bronchi. Die Blutversorgung der Pleura. Sperrarterien in der Lunge des Neugeborenen.
Lymphgefäße, Lymphknoten und lymphoides Gewebe.
Die Nerven der Lunge, der Pleura und des Zwerchfells.
Literatur. Sachverzeichnis.

■ Bitte Prospekt anfordern!

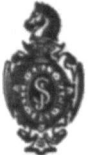

SPRINGER-VERLAG
BERLIN · HEIDELBERG · NEW YORK

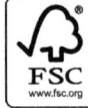
MIX
Papier aus verantwortungsvollen Quellen
Paper from responsible sources
FSC® C105338

If you have any concerns about our products,
you can contact us on
ProductSafety@springernature.com

In case Publisher is established outside the EU,
the EU authorized representative is:
**Springer Nature Customer Service Center GmbH
Europaplatz 3, 69115 Heidelberg, Germany**

Printed by Libri Plureos GmbH
in Hamburg, Germany